Die Sucht, mager zu sein

Von Dr. med. Heinrich Erpen

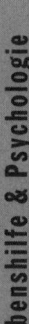

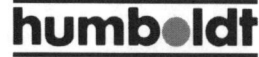

humboldt-taschenbuch 744

Der Autor:
Dr. med. Heinrich Erpen, psychiatrische und psychotherapeutische Ausbildung sowie spezielle psychotherapeutische Ausbildung in Systemtherapie und Daseinsanalyse, besitzt heute eine eigene psychiatrische und psychotherapeutische Praxis in Visp/Schweiz. Gleichzeitig Konsiliar- und Liaisonarzt im dortigen Regionalkrankenhaus.

Umschlaggestaltung: Wolf Brannasky, München
Umschlagfoto: Fotostudio Bornemann, München

©1994 by Humboldt-Taschenbuchverlag Jacobi KG, München
für die aktualisierte und überarbeitete Taschenbuchausgabe
©1990 by Kreuz Verlag AG Zürich für die Originalausgabe
Druck: Presse-Druck Augsburg
Printed in Germany
ISBN 3-581-66744-4

1 2 3 * 96 95 94

Inhalt

Vorwort

Das vorliegende Buch handelt von einem Problem, das die psychosomatisch interessierten Ärzte seit einigen Jahren in zunehmendem Maße, aber auch die Betroffenen selbst und ihre Angehörigen beschäftigt. In einer Zeit, da weltweit Hunderttausende unterernährt sind, vor Hunger sterben oder zumindest ihr ganzes Arbeiten und Leben in den Dienst der Nahrungsbeschaffung stellen müssen, treten in den Wohlstandsländern Eßstörungen auf, die sich in vielfacher Weise äußern. Es sind vor allem junge Menschen, unter ihnen vermehrt Mädchen, die die Nahrungsaufnahme verweigern – sie werden als Magersüchtige bezeichnet. Auf der anderen Seite wiederum wird eine Zunahme der Fettsüchtigen festgestellt, jener Kinder und Jugendlichen, die nie genug in sich aufnehmen können, deren Beziehung zur Ernährung unfrei wird und in eine eigentliche Freßsucht ausmündet. Wenn der Autor des vorliegenden Buches, Heinrich Erpen, in seiner Darstellung den Satz prägt: »Wir leben nicht, um zu essen, sondern wir essen, um leben zu können«, so scheint diese Devise weder für die Magersüchtigen noch für die Freßsüchtigen zu gelten. Für beide wird die Nahrungsaufnahme bzw. -verweigerung zum zentralen Sinn ihres Lebens.

Grundsätzlich könnte man sich die Frage stellen, ob das merkwürdige Eßverhalten der Mager- und Fettsüchtigen nicht als eine unbedeutende Verhaltensanomalie anzusehen sei und dementsprechend keinen Krankheitswert besitze. Viele Menschen, besonders die Magersüchtigen, halten sich bekanntlich gar nicht für krank. Medizinisch ist aber festgestellt worden, daß die Magersucht eine zum Tode führende Krankheit ist, falls sie nicht therapeutisch angegangen wird. Psychologisch läßt sich ebenfalls feststellen, daß diese Menschen in mehr als einer Beziehung krank sind: zumeist in ihren Stimmungen, in ihrem Verhalten, in ihren psychosexuellen Reifungsprozessen, in ihren Partnerschaftsmöglichkeiten.

Dem Autor gelingt es, anhand vieler Beispiele die Problematik seiner Kranken aufzuzeigen, wobei er auch die entsprechende medizinische und psychologische Literatur einbezieht, so daß der Leser umfassend über den heutigen Stand der Therapiemöglichkeiten und der Forschung orientiert wird. Dabei muß beachtet werden, daß weder die Anorexie noch die Bulimie, also weder die Magersucht noch die Eßsucht, voneinander unabhängige Krankheitsbilder sind, sondern daß beide Syndrome zusammenhängen und einen Stellenwert besitzen, der weitgehend einheitlich ist. Asketische Fastentage und Freßorgien wechseln oft miteinander ab. Da die Krankheit immer mehr auch einen psychosozialen Hintergrund aufweist, genügen zumeist die traditionellen Einzeltherapien nicht. Heinrich Erpen weist denn auch auf die Bedeutung von »systemischen« Familientherapien hin, die in derartigen Fällen besonders angezeigt sind.

Gion Condrau
(Psychiatrieprofessor in Zürich)

Einleitung zur Taschenbuchausgabe »Die Sucht, mager zu sein«

Seit Erscheinen der ersten Auflage sind vier Jahre verflossen. Doch an der Brisanz der Eßstörungen hat sich wenig geändert. Nach wie vor sind Frauen aller Altersklassen, aber hauptsächlich die »high-risk-group« zwischen 15 und 35 Jahren, besonders gefährdet, dem modernen Schlankheitswahn und der Diätkultur zu erliegen und dabei entweder eine Anorexia oder Bulimia nervosa zu entwickeln. Nach neuester Literaturangabe soll die Häufigkeit der genannten Krankheiten 3,5 Prozent betragen (Jacobi und Paul). Man spricht schon davon, daß die Eßstörungen häufiger geworden seien als der Alkoholismus.

Da Anorexia und Bulimia zusammenhängen und auch ineinander übergehen können, werden sie hier in einem Buch vorgestellt. Zudem wurde versucht, vor allem den Bedürfnissen der Laien zu entsprechen, indem das Buch vereinfacht wurde durch Weglassen der wissenschaftlichen Daten und Zahlen.

In der Taschenbuchausgabe wurde ein ausführliches Kapitel über die Behandlung der Anorexie und andererseits auch der Bulimie eingeführt. Einleitend sei hier die therapeutische Haltung herausgestrichen, welche meiner Meinung nach eine Haltung der »liebenden Unerbittlichkeit« sein sollte. Der Therapeut mag dem Patienten Wohlwollen, Liebe und Zuneigung entgegenbringen, er soll aber, wenn nötig, auch konsequent und unerbittlich sein. Andererseits sollte der Therapeut den Patienten nicht nur als Wissender, sondern vor allem als Fragender begegnen. Die Patientinnen sollen nicht katalogisiert und eingeteilt werden, sondern vorurteilslos von sich selber her dem Therapeuten »ihre Wahrheit« kundtun dürfen. Eine solche Therapie hilft den Kranken, sich von sich selber her zu entfalten und von sich selber her leben zu lernen.

Bei der Magersucht bestehen Therapieansätze seit mehr als hundert Jahren. Man kann also bei ihr auf lange Erfahrung zurückgreifen. Trotzdem gibt es »Die Therapie« nicht. Der psychosomatische Charakter läßt eine deterministisch kausale Behandlung nicht zu.

Dr. med. Heinrich Erpen

Einleitung

Wir leben nicht, um zu essen, sondern wir essen, um leben zu können. Dieser Satz ist so lapidar, daß man sich fragen kann, was er in der Einleitung zu einem Buch zu suchen hat. Er soll auf eine der verbreitetsten krankhaften Störungen unserer Zeit hinweisen. Die achtziger Jahre werden wohl unter anderem als das Jahrzehnt der Eßstörungen in die Geschichte eingehen, weil viele von uns vor allem darum leben, um zu essen. Nie lebte eine Gesellschaft in einem solchen Komfort, in solchem Überfluß, wie die westliche Konsumgesellschaft. Unsere Zivilisation ist weitgehend materiellen Werten verfallen. Das zeigt sich darin, daß uns Wohlstand, äußeres Prestige, Attraktivität, Schlankheit und Fitsein wichtiger sind als primäre menschliche Werte. In unserer Gesellschaft hat das »Haben« über das »Sein« gesiegt. Doch die materiell verstandene »Lebensqualität« bringt uns weder Frieden noch das wahre Glück. Trotzdem sind wir immer nach neuen Entdeckungen aus, lassen uns ständig auf neue Räusche ein, aus denen es das gleiche enttäuschende Erwachen gibt. Daß uns aber die eigentliche menschliche Nahrung abhanden gekommen ist, zeigt sich auch augenscheinlich darin, daß immer mehr Menschen an Eßstörungen leiden.

Vor genau 300 Jahren wurde die Anorexia nervosa (Magersucht) zum erstenmal medizinisch beschrieben. Es mußten schon die fetten Jahre nach dem Zweiten Weltkrieg ins Land ziehen, daß die Adipositas oder Fettsucht immer breitere Bevölkerungskreise erfassen konnte. Als auf die Fettsucht der »Schlankheitswahn« und die Diätkultur folgten, begann sich unser Zeitgeist in der neuesten Eßstörung auszudrücken, in der Bulimia nervosa (Eß- und Brechsucht), welche als Diagnose anfangs der achtziger Jahre in die Medizin eingeführt wurde.

Alle Eß- und Gewichtsstörungen hängen zusammen, indem verschiedene Störungen ineinander übergehen können. Trotzdem finden wir sowohl bei der Anorexie wie der Bulimie oder der Adipositas (Fettsucht) sehr unterschiedliche Menschen vor, die ganz augenscheinlich existentielle Not in ihrer je eigenen Art durch ihre körperlichen Symptome ausdrücken. Eß- und Gewichtsstörungen als leiblicher Ausdruck existentieller Not werden zu Paradebeispielen der so modernen psychosomatischen Krankheiten.

Diese einleitenden Worte sollen nicht ohne Dank abgeschlossen werden. Besonders freundschaftlichen Dank schulde ich Herrn Professor Dr. med. et phil. Gion Condrau, der mich mit seiner Fürsorge zum Schreiben dieses Buches motiviert hat. Ihm sei auch dafür gedankt, daß er mir früher ein ausgezeichneter und kompetenter Lehrer war. Großen Dank richte ich auch an meine Sekretärin Frau Lucia Pfammatter-Pellanda, welche das Manuskript getippt hat. Auf der Verlagsseite möchte ich mich herzlich bedanken für die Hilfe, welche mir Frau Dr. Dörthe Binkert zukommen ließ. Schließlich danke ich ganz herzlich meiner Familie: meiner Frau Violette und meinen Söhnen Thomas, Lukas und Benjamin, die mich alle während der Abfassung des Buches noch mehr als sonst entbehren mußten.

Die Magersucht
(Anorexia nervosa)

Pubertätsmagersucht und familiäre Verstrickung

Während meiner Tätigkeit in der Ostschweiz wurde mir die 16jährige Judith Oberholzer durch ihren Hausarzt zur Behandlung überwiesen. Bei einer Körpergröße von 167 Zentimetern hatte sie im Verlaufe eines knappen Jahres von 50 auf 32 Kilogramm abgenommen. Die eingehenden medizinischen Abklärungen durch den Hausarzt hatten keine krankhaften organischen Befunde erbracht. Darum stellte sich auch für den Hausarzt die Frage, ob bei Judith eine Magersucht vorliegen könnte.

Der Vater begleitete Judith zum Erstgespräch. Als wir dann allein miteinander sprachen, vertraute mir die Patientin folgendes an: Seit langem litt sie unter den ständigen Querelen und Streitereien der Eltern. Die Mutter nörgelte an allem herum, was der Vater machte. Dieser entlud in jähzorniger und impulsiver Art jeweils seinen Mißmut auf die Mutter, die zehn Jahre ältere Schwester und den drei Jahre älteren Bruder. Dieser ging schon von Kindheit an eigene Wege und hatte für die Streitereien der Eltern höchstens ein mitleidiges Lächeln übrig. Die ältere Schwester hatte früher zwar unter dem elterlichen Konflikt gelitten, war nun aber verheiratet und Mutter von zwei Kindern und hatte sich so von zu Hause völlig gelöst.

Um so stärker lasteten die elterlichen Nöte und Sorgen auf Judiths Schultern.

Sie war von Kindheit an das Herzenskind des Vaters gewesen, obwohl sie sich vor dessen jähzornigen Ausbrüchen fürchtete. Mit der Mutter verband sie eine Art Trösterrolle. Wenn sich diese durch die Zornausbrüche des Vaters gekränkt und verletzt fühlte, war es Judith, die mit ihr redete, ihr Trost zusprach und sich ihrer fast mütterlich annahm. Häufig kam es zwischen den Eltern zu einem richtiggehenden Buhlen um Judiths Gunst. Sie idealisierte den Vater trotz seiner impulsiven Ausbrüche, gerade wegen seiner männlichen Stärke und seiner ihr gegenüber liebevollen und gütigen Art. Mit der Mutter verband sie eine Art frauliches Mitleiden und Mitfühlen.

Vor einem Jahr brach für Judith die Welt zusammen.
Sie belauschte den Vater beim Telefonieren und hörte dabei, daß dieser von Scheidung sprach. Für sie war klar, daß die Ehe der Eltern nun vollends auseinanderbrechen würde und daß sich der Vater einer anderen Frau zugewandt hatte. Judith behielt das für sich: Die Mutter wollte sie nicht beunruhigen und ihr noch mehr Leid zufügen; den Vater wagte sie nicht zu konfrontieren. Doch das Ganze lastete so schwer auf ihr, daß sie nicht mehr essen konnte. In kürzester Zeit nahm sie von 50 auf 40 Kilogramm ab. Je mehr sie abnahm, um so »leichter« wurde es ihr. So fand sie am Abnehmen immer mehr Gefallen. Auf die Eltern hatte ihr Abmagern eine ungeahnte Wirkung: Sie wurden plötzlich einträchtig in der gemeinsamen Sorge um ihre elend, bald skeletthaft aussehende Tochter. Auch die Beziehung zur Umwelt änderte sich schlagartig. Judith nahm die Umwelt viel intensiver wahr, insbesondere Geräusche. Von den Mitmenschen wurde sie mit distanziertem Respekt behandelt. Vor allem junge Männer betrachteten sie, je mehr sie abnahm, mit sichtlichem Erstaunen, um sich dann scheu abzuwenden. Das war ihr recht so, denn vom innig geliebten Vater hatte sie erfahren müssen, daß Männer unzuverlässig und untreu sind. So brachte ihr die Abmagerung viele Vorteile: Sie half ihr, Distanz zu Männern zu schaffen, brachte die zerstrittenen Eltern in der gemeinsamen Sorge um sie zusammen und befreite sie von innerer Schwere. Als Judith noch 32 Kilogramm wog, wurde der Hausarzt eingeschaltet. Nach genauer, schnell durchgeführter medizinischer Abklärung überwies er mir die Patientin.

*Zunächst fielen bei Judith ihr skeletthaftes Äußeres und ihre ernst-
hafte und energische Art auf.*

Sie redete klar und direkt und vertraute mir nach anfänglichem
Zögern ihr lange gehütetes Geheimnis an. Bei der Mitteilung
der väterlichen Trennungsabsicht schwang ein ängstliches Mißtrauen, begleitet von hoffnungsvoller Erwartung, mit. Ohne Um-
schweife gab sie zu, daß sie unter dem chronischen elterlichen
Streit leide. Um so mehr freue sie sich, daß sie durch die Abmagerung erreicht habe, daß sich die Eltern besser vertrügen. Sie
fühle sich weder seelisch noch körperlich krank, und eine Therapie erachte sie als unnötig. Da prallten nun unsere Ansichten aufeinander. Sie sei schwer krank und könne jederzeit sterben, hielt
ich ihr entgegen. Sie solle entweder in einer ambulanten Therapie intensiv mitarbeiten oder in eine psychiatrische Klinik gehen.
Judith war erstaunt, und ihr Erschrecken war an ihrem fahlen,
fragenden und ratlosen Gesicht abzulesen. Unzweideutig unter-
strich ich, daß sie ein medizinischer Notfall sei, daß es um Leben
und Tod ginge. Meine klaren, unmißverständlichen Worte wurden zwar von der Patientin vordergründig abgelehnt, doch eine
respektvolle Achtung mir gegenüber war unverkennbar.

*Daß bei Judith eine Anorexia nervosa vorlag, kam durch folgende
Faktoren klar zum Ausdruck:*

- Sie hatte einen starken Gewichtsverlust erlitten, der von einer
  Amenorrhö (Ausbleiben der Periode) begleitet war.
- In klassisch anmutender Weise fühlte sich Judith nicht krank.
- Diese Krankheitsverleugnung war von einer sichtlichen
  Furcht und einer trotzigen Widerspenstigkeit begleitet, wieder
  an Gewicht zuzunehmen.
- Es war auch unverkennbar, daß sie das eigene Aussehen falsch
  einschätzte.
- Zudem hatte, wie erwähnt, die medizinische Abklärung kei-
  nen krankhaften Organbefund gezeigt, der die Gewichtsab-
  nahme erklärt hätte.

Nachdem die Diagnose gestellt war, mußte Klarheit geschaffen werden, welche therapeutischen Schritte zu folgen hatten.

Judith war mit ihren 32 Kilogramm als medizinischer Notfall zu betrachten, und deshalb mußte schnell gehandelt werden. War eine analytisch orientierte Einzeltherapie oder eine Familientherapie angezeigt? Sollte Judith nicht möglichst schnell stationär psychiatrisch behandelt werden? Meiner Meinung nach war Judith seit Jahren als jüngste Tochter der Familie in einen unheilvollen elterlichen Streit verwickelt. Aus diesem Konflikt mußte sie herausgelöst werden, sollte sie gesund werden. Dieser Umstand, verbunden mit dem Notfallcharakter von Judiths Zustand, zu dessen Überwindung sie zweifelsohne auf die Hilfe der Eltern angewiesen war, bewogen mich, eine Therapie zusammen mit den Eltern vorzuschlagen. Nach kurzem »Wenn und Aber« war die Patientin damit einverstanden. Sie war gar bereit, daß ich mit dem Vater über »ihr Geheimnis« sprach.

Das direkte Gespräch mit dem Vater schien angezeigt.

Sein Verhalten war der Ausgangspunkt für das anorektische Verhalten der Patientin. Andererseits sollte Judith schon zu Beginn der Therapie lernen, sich anfallenden Konflikten zu stellen. Der Vater war sehr erstaunt, als ich ihn auf das besagte Telefongespräch ansprach, und stellte in Abrede, im Moment eine Trennung zu erwägen. Judith habe wohl etwas falsch verstanden. Freimütig gab Herr Oberholzer zu, früher diesen Plan gehabt zu haben, doch seit Jahren habe er sich mit dieser Ehe abgefunden. Mit seiner Frau vertrage er sich seit langem schlecht. Nach einer »Nervenkrise« seiner Frau habe man ohne Erfolg eine Ehetherapie versucht. Nach der Therapie sei die Ehe gleich schlecht weitergelaufen. Doch sei er bereit, mit seiner Frau zusammen an der gemeinsamen Therapie teilzunehmen, wenn das seiner Tochter etwas nütze. In einer Ehetherapie dagegen sehe er keinen Sinn, da die Ehe zerrüttet und zerstört sei. Die klärenden Aussagen bezüglich des belauschten Telefongesprächs wiederholte Herr Oberholzer anschließend im Beisein von Judith, worüber diese sehr erleichtert war.

Am folgenden Tag kam es zum ersten gemeinsamen Gespräch mit den Eltern und Judith.

Würde es gelingen, die zerstrittenen Eltern für die Therapie zu gewinnen? Immerhin waren beide erschienen und zeigten starke Sorge um ihre Tochter. Trotz der ehelichen Disharmonie waren sie wahrscheinlich gute und engagierte Eltern. Deshalb machte ich einleitend auch die Bemerkung, man könne auch gute Eltern sein, wenn man als Ehepartner nicht harmoniere. Nachdem auch die Mutter ihre Zusage zur gemeinsamen Therapie gegeben hatte, galt es als erstes zu erreichen, daß beide Eltern eine gemeinsame Haltung gegenüber dem anorektischen Verhalten der Tochter einnahmen. Frau Oberholzer war diesbezüglich weicher und nachgiebiger, Herr Oberholzer zeigte einen konsequenteren Erziehungsstil. In Anbetracht der Notfallsituation war eine konsequente Haltung unumgänglich. Das leuchtete auch Frau Oberholzer ein. Judith mußte ab sofort regelmäßig essen, sonst war eine Einweisung in die nahegelegene psychiatrische Klinik unumgänglich. Es wurde ein Eßplan ausgearbeitet, den die Eltern zu kontrollieren hatten. Judith sollte mindestens ein Kilogramm wöchentlich zunehmen. Außerdem sollte Frau Oberholzer ihre Tochter nicht mehr als Beraterin und Trösterin in Eheangelegenheiten einsetzen. Herr Oberholzer seinerseits war bereit, vorderhand seine Impulsivität zu zügeln, um nicht unnötig durch Zornausbrüche die Tochter zu belasten. Judith war einverstanden, unter der Kontrolle der Eltern regelmäßig zu essen. Freilich stellte sich die Frage, ob das nur eine vordergründige Zustimmung war. Irgendwie hatte Judith aber die Ernsthaftigkeit ihres Zustandes eingesehen und fürchtete sich auch vor der angedrohten Einweisung in die psychiatrische Klinik.

Anfänglich wurden in wöchentlichen Abständen Familiengespräche geführt. Judith nahm zuerst nur schleppend an Gewicht zu: Nach einem Monat Therapie wog sie 34 Kilogramm. Es wäre keine Magersucht gewesen, wenn die Gewichtszunahme so ohne Widerstand vonstatten gegangen wäre. Die Patientin schaffte es immer wieder, vor allem die Mutter in den Widerstand einzubauen, die hier und da zuließ, daß die Tochter den abgemachten Eßplan nicht einhielt. Therapeutisch war es recht schwierig, sich so zu verhalten, daß sich Mutter und Tochter nicht gegen die

konsequent vorgehenden Männer (Vater und Therapeut) ver-
bündeten. Nach zwei Monaten Therapie wog die Patientin 38
Kilogramm.

*In den ersten vier Monaten gelang es, Judith aus der ärgsten
lebensbedrohlichen Krise herauszuführen.*
Sie war in dieser Zeit erstaunlicherweise immer berufstätig gewesen. Sie absolvierte eine kaufmännische Lehre und war am Arbeitsplatz trotz ihres Untergewichts nicht so aufgefallen, daß Ar-
beitsprobleme entstanden wären. Sie verrichtete fleißig und auch
kompetent die ihr aufgetragenen Arbeiten. Hierin unterschied sie
sich kaum von anderen Anorektikerinnen. Auf seiten der Eltern
konnte in diesen ersten Monaten erreicht werden, daß sie eine
einheitliche, konsequente Haltung gegenüber Judith einnahmen
und daß sie ihre Streitigkeiten ohne Einbeziehung der Patientin
austrugen. In der ganzen Familie wurden die Mitglieder autono-
mer, fühlten sich weniger gezwungen, immer gemeinsam aufzu-
treten. Judith nahm Kontakt mit Gleichaltrigen auf, besuchte
Diskos und gestaltete vermehrt eigenständig ihre Freizeit. Sie
schlug nach vier Monaten Therapie vor, sie wolle die vier Wochen Ferien bei einer befreundeten Familie verbringen. Sie wog
nun 40 Kilogramm. Sollten diese Ferien eine willkommene Gelegenheit zum Ausscheren und Ausweichen aus der Therapie sein?
Die befreundete Familie wurde klar über den Zustand Judiths in-
formiert. Sie sollten sich bei Eßstörungen und Gewichtsabnahme
sofort melden.

Die Ferien verliefen sehr zufriedenstellend.
Nach den Ferien wog Judith 43 Kilogramm. Sie war viel ausgeglichener, hatte den Kampf ums Gewicht und ums Essen aufgegeben. Sie hatte durch die Ferien auch Abstand von den Eltern
gewonnen und verhielt sich diesen gegenüber zunehmend wie
der gesunde Bruder. In den folgenden zwei Monaten arbeitete ich
vorwiegend mit Judith allein. Dabei ging es vor allem um die
Stärkung der Selbständigkeit und des Selbstvertrauens, aber auch
um die weitere Ablösung vom elterlichen Konflikt und die Zuwendung zu Gleichaltrigen. Nach insgesamt neun Monaten Therapie wog die Patientin 50 Kilogramm, menstruierte nun wieder

und war deutlich selbständiger geworden. Auf ihren Wunsch hin wurde die Behandlung zu diesem Zeitpunkt auch in Übereinstimmung mit den Eltern und dem Therapeuten abgeschlossen. Ein Gespräch drei Jahre nach Therapieabschluß bestätigte die anhaltende Besserung.

Judith zeigte das typische Bild einer schweren, lebensbedrohlichen, akuten Pubertätsmagersucht. Diese hatte sich auf dem Boden eines chronischen elterlichen Ehekonflikts entwickelt, in den die Patientin verstrickt worden war.
Daß die Therapie erfolgreich verlief, liegt wohl daran, daß die Eltern, obwohl zerstritten, sich in der Elternaufgabe einigten und die Patientin aus ihrem Konflikt entlassen konnten. Judith litt akut während knapp eines Jahres an der Magersucht, das heißt, sie wurde rasch einer adäquaten Therapie zugeführt. Ferner wurde die Magersucht nicht durch Erbrechen und auch nicht durch Abführmittel- und Diuretikamißbrauch (Ausschwemm-Mittel) kompliziert. Und schließlich war Judith insgesamt eine recht gesunde, intelligente und stabile junge Frau. All diese Faktoren trugen dazu bei, daß durch bescheidenen therapeutischen Aufwand die Gesundung der Patientin erreicht werden konnte.

Zusammenfassung
Es ist von entscheidender Bedeutung, daß die Eltern in die Therapie von pubertärer Magersucht einbezogen werden. Dies ist um so wichtiger, je mehr die kranken Jugendlichen in die elterlichen Konflikte und Rollen eingebunden sind.

Wie erkennt man die Magersucht? (Diagnose)

Der Name »Anorexia nervosa« ist heute in der Fachliteratur ein so eingebürgerter Begriff, daß man ohne ihn nicht auskommt. Trotzdem ist er irreführend. An-orexis bedeutet wörtlich aus dem Griechischen übersetzt »frei von Begierde, frei von Hunger, fehlendes Verlangen«. Anorexiekranke leiden jedoch in der Regel nicht unter Appetitlosigkeit, sondern sie versuchen, das Hungergefühl zu unterdrücken und essen wenig oder fasten.

Die Ursachen und Entstehungsbedingungen der Anorexie sind nicht genau bekannt. Deshalb ist sie ähnlich vielen anderen psychiatrischen Krankheiten nur faßbar, indem sie als *Syndrom*, d. h. als Kombination von verschiedenen Symptomen, klassifiziert wird. Selbstverständlich muß dabei die genaue klinische Beobachtung zu Hilfe genommen werden. Trotzdem bleibt die Diagnosestellung einer Krankheit aufgrund einer solchen Beschreibung eine Konvention. So ist es auch nicht verwunderlich, daß im Verlauf der letzten dreißig Jahre für die Anorexia nervosa von verschiedenen Autoren unterschiedliche Kriterien zur Diagnosestellung ausgearbeitet wurden. Die wichtigsten Diagnosekriterien sollen im folgenden gestreift werden.

Helmut Thomä stellte folgende Merkmale in den Vordergrund:
1. Die Erkrankung tritt vorwiegend bei jungen Mädchen in der Pubertät und Nachpubertät auf.
2. Die Nahrungsaufnahme wird aus seelischen Gründen eingeschränkt oder verweigert.
3. Häufig findet man spontane oder selbstinduziertes Erbrechen.
4. Mit Einsetzen des Gewichtsverlustes oder später hören die Regelblutungen auf.
5. Regelmäßig entwickelt sich eine hartnäckige Obstipation.
6. Als Folge des seelisch motivierten Hungerns treten Unterernährungserscheinungen auch mit tödlichem Ausgang auf.
7. Es treten Sekundärsymptome auf wie Lanugobehaarung (Primär- oder Flaumhaare) und Bradykardie (Herzschlag unter 60).

Hilde Bruch stützt die Diagnosestellung der Anorexia nervosa auf drei Kriterien:
1. Wahnhafte Körperschemastörung, welche die massive Abmagerung nicht beachtet und diese als normalen Zustand betrachtet. So wird die Krankheit verleugnet. Hierin unterscheiden sich die primär Magersüchtigen von anderen Patienten, welche nicht essen können und den Gewichtsverlust beklagen.

2. Verlust der Fähigkeit, eigene Körperreize wahrzunehmen und zu erkennen: Hungersignale können nicht gedeutet werden, wodurch Eßgewohnheiten unregelmäßig werden (Phasen von Fasten wechseln mit dem unbeherrschbaren Drang, große Eßmengen herunterzuschlingen); Müdigkeitssignale werden nicht erkannt, und es kommt zu Hyperaktivität; Fehlen von sexuellen Empfindungen.
3. Starke Insuffizienzgefühle all ihren Gefühlen, Gedanken und Tätigkeiten gegenüber, wobei sie glauben, all ihre Handlungen seien nur Reaktionen auf die Forderungen von anderen.

Die »American Psychiatric Association« hat in der revidierten Fassung vom »Diagnostic and Statistical Manual of Mental Disorder« (DSM III R 1987; dies ist ein weltweit angewandter Diagnosenschlüssel) folgende Kriterien aufgestellt:
1. Weigerung, das Körpergewicht über einem nach Alter und Größe berechneten minimalen Normalgewicht zu halten, z. B. nach einem Gewichtsverlust wird das Körpergewicht 15 Prozent unterhalb des Erwartungswertes gehalten; oder das Ausbleiben einer erwarteten Gewichtszunahme während einer Periode des Wachstums führt zu einem Körpergewicht 15 Prozent unterhalb des Erwartungswertes.
2. Starke Furcht vor Gewichtszunahme oder davor, fett zu werden, auch bei bestehendem Untergewicht.
3. Störungen in der Art, wie das eigene Körpergewicht, die Größe oder Form erlebt wird, z. B. eine Person gibt an, sich »fett zu fühlen«, auch wenn sie abgemagert ist; glaubt, ein Bereich des Körpers sei »zu fett« auch bei offensichtlichem Untergewicht.
4. Bei Frauen ein Ausbleiben von mindestens drei aufeinanderfolgenden menstruellen Zyklen, wenn deren Auftreten andererseits erwartet werden kann. (Primäre oder sekundäre Amenorrhö. Bei einer Frau wird auch dann von einer Amenorrhö ausgegangen, wenn ihre Periode nur nach Hormongaben auftritt.)

Die erste Internationale Klassifikation psychischer Störungen ICD-10 1991 stellt folgende Diagnosekriterien auf:
1. Tatsächliches Körpergewicht mindestens 15 Prozent unter dem erwarteten (entweder durch Gewichtsverlust oder nie erreichtes Gewicht) oder Quetelets-Index* von 17,5 oder weniger. Bei Patienten in der Vorpubertät kann die erwartete Gewichtszunahme während der Wachstumsperiode ausbleiben.
2. Der Gewichtsverlust ist selbst herbeigeführt durch:
   – Vermeidung von hochkalorischen Speisen und eine oder mehrere der folgenden Möglichkeiten:
   – selbst induziertes Erbrechen;
   – selbst induziertes Abführen;
   – übertriebene körperliche Aktivitäten;
   – Gebrauch von Appetitzüglern und/oder Diuretika.

---

* Quetelets-Index: $\dfrac{W}{H^2}$ (W = Körpergewicht in kg; H = Körpergröße in m)

3. Körperschemastörung in Form einer spezifischen psychischen Störung: die Angst, zu dick zu werden, besteht als eine tiefverwurzelte überwertige Idee; die Betroffenen legen eine sehr niedrige Gewichtsschwelle für sich selbst fest.
4. Eine endokrine Störung auf der Hypothalamus-Hypophysen-Gonaden-Achse. Sie manifestiert sich bei Frauen als Amenorrhö und bei Männern als Libido- und Potenzverlust. Eine Ausnahme stellt das Fortdauern vaginaler Blutungen bei anorektischen Frauen mit einer Hormonsubstitutionstherapie zur Kontrazeption dar. Erhöhte Wachstumshormon- und Kortisonspiegel, Änderungen des peripheren Metabolismus von Schilddrüsenhormonen und Störungen der Insulinsekretion können gleichfalls vorliegen.
5. Bei Beginn der Erkrankung vor der Pubertät ist die Abfolge der pubertären Entwicklungsschritte verzögert oder gehemmt (Wachstumsstopp; fehlende Brustentwicklung und primäre Amenorrhö beim Mädchen; bei Knaben bleiben die Genitalien kindlich). Nach Remission wird die Pubertätsentwicklung häufig normal abgeschlossen, die Menarche tritt aber verspätet ein.

Die Diagnosekriterien haben sich, wie die Kriterienlisten der einzelnen Autoren zeigen, im Laufe der Jahre geändert. Während bei einzelnen Autoren mehr äußere, auf Körperveränderungen abzielende Kriterien angeführt werden, legt Hilde Bruch das Hauptgewicht auf die seelische Verfassung, auf das Erleben und das Verhalten der Magersüchtigen. In einem ähnlichen Sinn wird die Diagnose der Magersucht auch in der revidierten Fassung (DSM III R 1987 oder ICD-10 1991) gestellt, wobei Verhaltensmerkmale und die Einstellung der Krankheit gegenüber sowie das persönliche Erleben der Magersüchtigen besonders betont werden (Weigerung, das Gewicht hochzuhalten; Furcht, fett zu werden; Störungen im Körpererleben). Das Diagnosekriterium der Amenorrhö ist fragwürdig, da es bei Männern und auch bei jungen Mädchen unbrauchbar ist. Trotzdem sind die Diagnoseschlüssel der Amerikanischen Psychiatrischen Gesellschaft und der ICD-10 doch brauchbar und helfen, die Anorexia nervosa positiv zu diagnostizieren. Es ist entscheidend, daß man die Diagnose positiv stellt, d. h. daß man sich von der Einstellung und dem Verhalten der Patienten leiten läßt und darauf die Diagnose gründet und weniger nur auf gestörte Körperfunktionen achtet. Bei solchem positiven Vorgehen sollte es eigentlich leicht sein, die Magersucht richtig zu diagnostizieren.
Die Hauptschwierigkeit im diagnostischen und therapeutischen Umgang mit Magersüchtigen geht wohl von der massiven Krankheitsverleugnung der Patienten aus. Diese richtet sich, wie

bei anderen psychosomatischen Erkrankungen, vor allem dagegen, als »psychischer Fall« abgetan zu werden. Wenn der Arzt sich von dieser Krankheitsverleugnung anstecken läßt, kommt es nicht selten zu einer aufwendigen medizinischen Abklärung. Gegen eine notwendige medizinische Untersuchung ist natürlich nichts einzuwenden, doch lange dauernde internistische Abklärungen wirken sich therapeutisch meistens kontraproduktiv aus.

Das Beispiel Ella

Ella, eine 30jährige, attraktive Frau, wurde mir während einer Balint-Gruppensitzung mit Assistenzärzten von einem jungen Kollegen vorgestellt. Ella galt als schwierige Patientin. Das Wesen der schwierigen Patienten liegt wohl darin, daß ihre wahren existentiellen Nöte von Ärzten und Pflegepersonal nicht erkannt werden und daß es dabei zu unheilvollen Teufelskreisen kommen kann. Ella war zunächst bei ihrem Hausarzt in Behandlung, da sie im Verlauf eines halben Jahres bei einer Körpergröße von zirka 170 Zentimetern von 52 auf 42 Kilogramm abgenommen hatte, dabei chronisch erbrach und diffuse Unterbauchschmerzen hatte. Zur Abklärung dieser Beschwerden wurde sie ins Krankenhaus eingewiesen, wo bei ihr eine sehr genaue, zirka eine Woche andauernde medizinische Abklärung durchgeführt wurde.

Zur Krankengeschichte, also anamnestisch, ergaben die spärlichen Angaben etwa folgendes: Die Patientin war als Kind immer kränklich gewesen. Nach der frühen Heirat besserte sich der Gesundheitszustand nach Angaben der Patientin nicht zuletzt darum, weil sie ein Gesundheitsbüchlein mit vielen Diätplänen kaufte und ihr Essen in der Folge nach diesen Plänen ausrichtete. Ein halbes Jahr vor dem Krankenhausaufenthalt mußte sie nach einem Infekt ein Antibiotikum einnehmen. Danach begann sie zu erbrechen, wobei das Erbrechen, wie gesagt, mit starkem Gewichtsverlust einherging.

Während des Krankenhausaufenthalts leugnete die Patientin, untergewichtig zu sein.

Sie wehrte sich dagegen, gewogen zu werden. Als sie im Krankenhaus noch weitere vier Kilogramm an Körpergewicht verlor, nahm sie das triumphierend zur Kenntnis und tat die sorgenvollen Bemerkungen der Ärzte mit dem Einwand ab, wegen der ständigen Untersuchungen müsse sie ja abnehmen. Dabei bereiteten ihr die Untersuchungen sichtlich Freude, und auch schmerzhafte Untersuchungen ertrug sie heroisch. Noch viel vehementer leugnete sie, irgendwelche tieferen seelischen Probleme zu haben, so daß sich die Ärzte mit ihr über mögliche Lebensprobleme gar nicht unterhalten konnten. Als der behandelnde Assistenzarzt den Ehemann auf das Verhalten der Patientin ansprach, wurde er brüsk zurückgewiesen. Die Patientin sei seelisch gesund, und es beständen keine familiären Probleme. Wenn man im hiesigen Krankenhaus die Erkrankung der Frau nicht abklären könne, gäbe es noch Universitätskliniken. Während der einwöchigen Abklärung konnten keine krankhaften organischen Befunde erhoben werden. Das beschriebene Verhalten der Patientin deutete hingegen auf eine Magersucht. Der Patientin war es gelungen, von ihren wahren Lebensproblemen abzulenken. Doch so ließ sich die Wahrheit der Patientin nicht finden. Am Ende des Aufenthalts waren alle unzufrieden: Die Ärzte und das Pflegepersonal ärgerten sich über die »Lügenhaftigkeit, das manipulative Verhalten« der Patientin. Sie selbst mit ihrer ganzen Familie mokierte sich über die Inkompetenz der Ärzte. Therapeutisch war so nichts gewonnen, eventuell war sogar der Widerstand gegen eine effektive Therapie verstärkt worden.

Bei der jeweiligen Untersuchung sollte der Arzt wissen, daß die allenfalls auftretenden körperlichen Symptome und Befunde nicht Ursache, sondern Folge der Eßstörungen sind und daß man sie auch bei fastenden Gesunden findet. Die erhobenen Befunde sollten den Arzt nicht davon abhalten, die Magersüchtigen möglichst schnell einer wirkungsvollen Psychotherapie zuzuführen. Selbstverständlich müssen gefährliche Symptome und Befunde (z. B. Hypokaliämie*, rasch fortschreitender Gewichtsverlust,

---

* Hypokaliämie: Kaliummangel

Abnahme der vitalen Funktionen, Zeichen eines Kreislauf-schocks) sehr ernst genommen werden. Die Patientinnen müssen dann medizinische intensiv überwacht werden.

Zusammenfassung
Bei der Diagnosestellung ist eine genaue medizinische Abklärung zum Ausschluß anderer Körperkrankheiten dringend angezeigt. Die Magersucht sollte aber durch das krankheitsspezifische charakteristische psychopathologische Bild (Krankheitsverleugnung; Weigerung, das Gewicht hochzuhalten; Furcht, fett zu werden; Störungen im Kör-pererleben) diagnostiziert werden. Lange Abklärungsauf-enthalte im Krankenhaus ohne entsprechende Therapie sind kontraproduktiv und sollten vermieden werden.

Mit welchen Krankheiten kann die Magersucht verwechselt werden? (Differentialdiagnose)

Unter der Differentialdiagnose versteht man die Unterscheidung einer Krankheit von ähnlichen anderen Krankheiten. Wenn der behandelnde Arzt an der Krankheitsverleugnung der Patienten teilnimmt, so stellt er eventuell die Diagnose der Magersucht zu spät, oder er verpaßt sie. Andererseits kann eine übereifrige und undifferenzierte Diagnosestellung dazu führen, daß primär Ma-gersucht auch da diagnostiziert wird, wo eigentlich keine An-orexia nervosa vorliegt. Darum ist es besonders wichtig, sich dif-ferentialdiagnostische Überlegungen zu machen. Dabei muß die Anorexia nervosa gegenüber somatischen (körperlichen) wie psy-chischen Krankheiten abgegrenzt werden.

Körperliche Krankheiten

Folgende körperliche Krankheiten können unter Umständen mit der Anorexia nervosa verwechselt werden:

1. Verschiedenartige Krebserkrankungen

Krebskrankheiten gehen vor allem im Spätstadium mit starker Abmagerung einher und sind häufig von einer mißmutigen, depressiven und ablehnenden Stimmung begleitet. Deshalb können Krebszustände aufs erste mit einer Anorexia nervosa verwechselt werden. Durch genaue innermedizinische Abklärung ist es jedoch in der Regel leicht, beide Krankheitsbilder voneinander zu unterscheiden.

2. Infektionskrankheiten

Wenn Infektionskrankheiten nicht von hohem Fieber begleitet sind, andererseits aber zu starker Abmagerung geführt haben, können auch sie mit der primären Magersucht verwechselt werden. Ein Beispiel dafür kann die chronisch verlaufende, lange Zeit nicht diagnostizierte Tuberkulose sein.

3. Magen- und Darmerkrankungen

Verengungen der Speiseröhre (Ösophagusstenose), Geschwüre vom Magen oder Zwölffingerdarm (Ulcus ventriculi und duodeni), das Malabsorptionssyndrom (mangelnde Absorption der Nahrungsmittel im funktionell oder strukturell gestörten Dünndarm) oder auch Entzündungen des Dickdarms (z. B. Colitis ulcerosa) können zu ausgeprägt abgemagerten Zuständen führen. Diese Abmagerung ist bei den beschriebenen Störungen häufig von Erbrechen, Verstopfung, Durchfall und Appetitlosigkeit begleitet. Die Patienten, welche an diesen Störungen leiden, fühlen sich in der Regel krank und haben eine Krankheitseinsicht. Auch hier können innermedizinische Abklärungen relativ leicht dazu führen, die richtige Diagnose zu stellen.

4. Endokrinopathien

Es handelt sich hierbei um Krankheitsbilder, bei denen hormonelle Störungen ursächlich und krankheitsbestimmend im Vordergrund stehen. Hormone sind körpereigene Wirkstoffe, die in Körperdrüsen gebildet werden und den Stoffwechsel in bestimmten Organen steuern. Differentialdiagnostisch gegenüber der Magersucht spielen folgende Krankheiten eine Rolle:

a) Hyperthyreose

Hierbei handelt es sich um einen krankhaften Zustand, welcher von der Überfunktion der Schilddrüse herrührt. Bei dieser Krankheit kommt es zur Beschleunigung der Stoffwechselabläufe und auch des Kreislaufs. Charakteristische Symptome sind Heißhunger und Abmagerung, Zittern, Pulsbeschleunigung und stark herausstehende Augen. Die Diagnose kann gestellt werden, wenn man das Schilddrüsenhormon im Blut bestimmt.

b) Hypophysenerkrankungen

Die Hypophyse ist die Anhangsdrüse des Gehirns. Im Hypophysenvorderlappen werden Hormone gebildet, welche auf die Schilddrüse (thyreotropes Hormon), auf die Nebennierenrinde (adrenokortikotropes Hormon), auf die Geschlechtsdrüsen (Gonadotropine) oder direkt auf den Stoffwechsel (Wachstumshormon) wirken. Wenn die Hypophyse nicht mehr oder ungenügend funktioniert (Hypophyseninsuffizienz, Simmondssche Krankheit), fallen auch die Funktionen der anderen Drüsen aus. So kommt es zur Einbuße der Sexualfunktion, zu allgemeiner Körperschwäche und eventuell zur Abmagerung. Geschichtlich wurde dieses Krankheitsbild lange Zeit mit der Anorexia nervosa verwechselt. Ein besonders eindrückliches Beispiel ist die eingehende Monographie von Kylin über die Simmondssche Krankheit. In die Arbeit wurden irrtümlicherweise sehr viele Anorexiefälle einbezogen, so daß Kylin ungewollt eine wichtige Arbeit für Anorexia nervosa schrieb.

Eine besondere Form der Hypophyseninsuffizienz ist das Sheehan-Syndrom, welches nach komplizierten Geburten mit starken Blutungen auftritt, so daß die Hypophyse abstirbt und nicht mehr funktioniert.

Simmondssche Krankheit und Sheehan-Syndrom sind sehr seltene Krankheiten, darum klinisch zur Abgrenzung der Anorexia
nervosa nicht sehr bedeutungsvoll. Während meiner Studienzeit,
der zweijährigen innermedizinischen und gynäkologischen sowie
der fünfzehnjährigen psychiatrischen Tätigkeit habe ich solche
Fälle nie gesehen.
Bei guter internistischer Abklärung sollte es eigentlich leicht sein,
die beschriebenen körperlichen Krankheiten von der Anorexia
nervosa zu unterscheiden. Mehr Verwirrung kann die Abgrenzung der psychischen Krankheiten bereiten.

Psychische Krankheiten

Einzelne psychiatrische Krankheitsbilder können bei den Patienten zu starker Abmagerung führen. Nach Hilde Bruch handelt es
sich hierbei um atypische oder sekundäre Anorexien.

1. Psychotische Zustandsbilder

Während einer Psychose (Geistesstörung) kann ein Patient beispielsweise unter einem Vergiftungswahn leiden, oder er kann
Stimmen hören, welche ihm das Essen verbieten. Als Beispiel sei
hier Helene erwähnt. Sie war schon seit Jahren auf der Abteilung
für psychisch chronisch Kranke der psychiatrischen Klinik hospitalisiert. Sie hatte ein wechselndes Körpergewicht von 35 bis
40 Kilogramm. Während Tagen aß sie normal, nahm dann auch
prompt an Körpergewicht zu. Tageweise starrte sie während des
Essens wie in eine ferne Welt und rührte das Essen nicht an.
Dabei war sie allgemein verängstigt und sagte, eine Männer-
stimme verbiete ihr, das vorgesetzte Mahl zu essen, da es vergiftet
sei. Bei Helene müßte man von einer sekundären Anorexie
sprechen, primär leidet sie an einer chronisch paranoiden Schizophrenie (Spaltungsirresein).

2. Depressive Zustände

Depressionen gehen nicht selten mit Appetitlosigkeit und ent-
sprechender Abmagerung einher. Deshalb kann sich hinter einer
vermuteten »Anorexia nervosa« ein schwerer depressiver Zustand

verbergen. Bei genauerer Untersuchung der Psychopathologie kann man jedoch die depressiv bedingten sekundären oder atypischen Anorexien gut von der primären Anorexia nervosa unterscheiden. Die primär depressiv abgemagerten Patienten leiden unter ihrem Zustand, fühlen sich krank und wünschen in der Regel, wieder an Gewicht zuzunehmen. Trotzdem können diesbezüglich auch erfahrenen Fachleuten Fehler unterlaufen, wie das folgende Fallbeispiel zeigt:

Das Beispiel Cindy

Cindy war 25 Jahre alt, als sie mich in der Sprechstunde aufsuchte. Sie kam zu mir, als sie bei einer Körpergröße von 165 Zentimetern noch 40 Kilogramm wog. Im Erstgespräch stellte sich folgendes heraus: Cindy war in einer deutlich neurotischen Familie aufgewachsen, in der man sehr auf fleißige Arbeit und Leistung aus war, der emotionellen Seite der Kinder jedoch wenig Rechnung getragen hatte. So entwickelte sich die Patientin zu einer selbstzweiflerischen, selbstunsicheren jungen Frau. Mit 20 Jahren wurde sie von ihrem geliebten Freund verlassen. Auf diese Verlustsituation reagierte die Patientin mit ausgesprochen depressiver Verstimmung, die in den folgenden Jahren anhielt. Sie aß wenig und nahm so von 50 auf 40 Kilogramm ab. Sie zog sich von Gleichaltrigen zurück und wagte es auch nicht mehr, sich in eine neue Männerbekanntschaft einzulassen, da sie erneute Enttäuschung befürchtete. Sie arbeitete jedoch regelmäßig als Sekretärin weiter. Als sie am Arbeitsplatz wegen Ausfall einer Mitarbeiterin stark belastet war, geriet sie in einen Schwächezustand und nahm noch weiter auf 39 Kilogramm ab. Der Hausarzt vermutete eine Anorexia nervosa und wies die Patientin in eine psychiatrische Privatklinik ein. Auch dort wurde die Diagnose einer Anorexia nervosa bestätigt. Man ging wenig auf die Patientin ein und konfrontierte sie sofort sehr hart. Cindy fühlte sich nicht verstanden und reagierte mit Rückzug und Trotz, was als klassisch anorektischer Negativismus gedeutet wurde. Zwangsweise wurde die Patientin ernährt, wobei sie innerhalb von zwei Monaten auf 50 Kilogramm zunahm. Nach Erreichen dieses Gewichts brach die Patientin die Behandlung ab. Nach Hause entlassen blieb sie weiterhin depressiv, und bald wog sie wieder die früheren 40 Kilogramm.

Bei der Erstuntersuchung in meiner Praxis fiel der schwächliche, abgemagerte und depressive Zustand der Patientin auf. Sie beklagte sich über ihre körperliche Schwächlichkeit, äußerte den Wunsch, durch die Therapie wieder an Gewicht zuzunehmen und endlich wieder normalen Appetit zu bekommen. Diese Äußerungen, verbunden mit dem Umstand, daß sie erheblichen Leidensdruck zeigte und ganz freiwillig ohne äußeren Druck in die Therapie kam, ließen mich an der Diagnose der primären Anorexia nervosa zweifeln. Mit Cindy wurde eine analytisch orientierte Einzeltherapie durchgeführt, wobei sie wegen ihrer anfänglich erheblichen depressiven Verstimmung auch Antidepressiva bekam. Der Therapie war ein beachtlicher Erfolg beschieden: Die Patientin konnte sich von ihrer depressiven Verstimmung lösen, wandte sich dem Leben wieder zu und zog sich nicht bei kleinen Belastungen in den depressiven Schmollwinkel zurück. Auch die Eßstörungen verschwanden: Der Appetit normalisierte sich, und nach einem halben Jahr Therapie hatte sie die angestrebten 50 Kilogramm wieder erreicht, ohne daß diesbezüglich besondere Anstrengungen unternommen worden wären. Diagnostisch läßt sich nach dem beschriebenen Verlauf wohl eindeutig sagen, daß die Patientin an einer reaktiv neurotischen Depression litt, in deren Gefolge es zu einer sekundären Anorexia kam.

Diagnostische Schwierigkeiten können auch bei der Abgrenzung von *postnatalen Depressionen* (Depressionen nach der Geburt eines Kindes) oder *Erschöpfungsdepressionen bei Müttern kleiner Kinder* auftreten. Im Gegensatz zu Wochenbettpsychosen, welche bald nach der Geburt auftreten, die aber sehr selten sind, zeigen sich postnatale Depressionen meistens erst drei bis vier Wochen nach der Geburt. Auf die Hintergründe dieser häufigen, jedoch noch zu wenig erkannten Depressionsart soll hier nicht eingegangen werden. In unserem Zusammenhang sei darauf hingewiesen, daß es bei den besagten Frauen auch zu starker Gewichtsabnahme kommen kann. So kann es vorkommen, daß ihr seelischer und körperlicher Zustand als Anorexia nervosa fehlgedeutet wird.

Das Beispiel Julia

Julia, eine sehr intelligente, feinfühlige und differenzierte Frau, wurde mir zur Behandlung überwiesen, nachdem sie bei einer Körpergröße von 170 Zentimetern auf 40 Kilogramm abgenommen hatte, stark erbrach und ängstlich depressiv war. Der behandelnde Hausarzt äußerte den Verdacht einer Anorexia nervosa.

Julia war selber Ärztin, wobei sie nach der Heirat ihren Beruf aufgegeben hatte, was ihr nicht ganz leichtgefallen war. Sie hatte mit ihren Mann, einem Kleinunternehmer, harmonische Eheverhältnisse. Von Kindheit an war sie daran gewöhnt, besonders perfekte Leistungen zu erbringen. Das hatten von ihr beide Eltern gefordert, die ebenfalls als besonders erfolgreiche Geschäftsleute tätig waren.

Mit dem Mann zusammen freute sie sich, als die Geburt des ersten Kindes bevorstand. Sie bereitete sich auch auf die Geburt sehr gut vor. Eigentlich hätte diese bei der sportlichen jungen Frau ein Kinderspiel werden sollen. Doch es kam anders. Ohne Weheneintritt sprang vorzeitig die Fruchtblase. Die Geburt wurde künstlich eingeleitet, dauerte 24 Stunden und wurde zur Tortur. Die von so hohen Idealen getragene, perfekte und auch zwanghafte Frau kam sich nach der »mißglückten« Geburt als völlige Versagerin vor. Sie wurde depressiv, wagte aber ihre depressive Verstimmung und ihre Ängste weder dem Ehemann geschweige den Ärzten mitzuteilen. Hatte sie als Gebärende versagt, wollte sie wenigstens als Mutter alles recht machen. Das kleine Söhnchen sollte sich optimal entwickeln. Beim kleinsten Schrei wurde es zu jeder Tages- und Nachtzeit in die Arme genommen und meistens zur Beruhigung gestillt. So wurde das Stillen zu einem erschöpfenden Leistungssport. Es versteht sich von selbst, daß die Patientin unter diesen Umständen immer ängstlicher und depressiver wurde, daß sie unter Appetitlosigkeit litt, zu erbrechen begann und auf 40 Kilogramm abnahm. So wurde sie mir überwiesen. Die Patientin war von sich selber enttäuscht, psychiatrische Hilfe beanspruchen zu müssen. Diese eher negative Haltung der psychiatrischen Therapie gegenüber aber war keinesfalls mit der für Anorexia nervosa charakteristischen Krankheitsverleugnung zu verwechseln. Julia fühlte sich krank, litt unter ihrer ängstlich depressiven Verstimmung, unter einem bohrenden Gefühl, als Frau und Mutter versagt zu haben. Sie litt auch unter dem Erbrechen und dem Untergewicht. Aufgrund dieses psychopathologischen Bildes war es ein Leichtes, die Verdachtsdiagnose des Hausarztes zu berichtigen. Julia litt an einer zunehmenden Erschöpfungsdepression. Diese hatte mit einer unbehandelten postnatalen Depression begonnen, war in der Folge genährt worden durch die perfektionistische, zwanghafte Wesensart der Patientin. Auch das Stillen, das sie gleichsam als einen sie in der Mütterlichkeit bestätigenden Leistungssport betrieb, tat das seinige dazu.

Therapeutisch war von Wichtigkeit, daß sich die Patientin mehr Erholung und Freiräume gönnte und daß sie auch abstillte. Der Ehemann wurde teilweise in die Versorgung des Kleinkinds einbezogen. Nach der körperlichen Erholung und Einhalten von normalen Schlafenszeiten verschwanden auch die Eßstörungen, das Erbrechen hörte auf, und die Patientin erreichte relativ rasch wieder ihr Normalgewicht. Es schloß sich eine länger dauernde analytische Therapie an, während der die Patientin größtenteils von ihrer perfektionistischen Wesensart ablassen konnte.

3. Neurotisch und reaktiv bedingte psychosomatische Störungen des oberen Verdauungstrakts

Verschiedenartige psychogen bedingte Störungen des oberen Verdauungstrakts können unter Umständen ebenfalls eine Anorexia nervosa vortäuschen. In diesem Zusammenhang können das psychogene Erbrechen, das Globusgefühl (Kloß im Hals) oder auch neurotische Schluckstörungen genannt werden. Schluckbeschwerden und Globusgefühl können auf eine Aufnahmeverweigerung hinweisen. Man will und kann etwas, das einen überfordert oder einem schwer aufliegt, nicht aufnehmen. Aus dieser psychischen Aufnahmeverweigerung oder Sperrung können sich wirkliche Schluckbeschwerden ergeben, so daß es zu starker Abmagerung kommen kann. Auch dazu soll ein Beispiel angeführt sein:

Das Beispiel Leo

Leo hatte im Verlauf eines Jahres von 60 auf 45 Kilogramm bei einer Körpergröße von 170 Zentimetern abgenommen. Der beigezogene Hausarzt konnte bei ihm keinen krankhaft pathologischen Befund erheben, und er überwies mir Leo mit der Verdachtsdiagnose einer beginnenden Anorexia nervosa. Leo fiel als besonders selbstunsicherer junger Mann auf. Er war in einer Broken-home-Situation mit geschiedenen Eltern aufgewachsen. In seinem Selbstvertrauen wurde er stark verunsichert, als er nacheinander seine Lehrprüfung als Maurer nicht bestand und auch vom Militärdienst wegen seiner schwächlichen Konstitution nach zwei Tagen Dienst heimgeschickt wurde. In der Folge stellten sich würgende Schluckstörungen ein, die ihm das Essen erschwerten. Innerhalb eines Jahres nahm er 15 Kilogramm ab. Im Erstgespräch kam zum Ausdruck, daß Leo unter diesem Zustand litt und daß er liebend gerne wieder Gewicht zugelegt hätte, um sein knabenhaftes Aussehen zu überwinden. Diagnostisch war also klar, daß bei Leo keine primäre Anorexia nervosa vorlag, sondern daß die Abmagerung von den neurotisch bedingten Schluckstörungen herrührte. Diese waren gleichsam eine Aufnahme- und Annahmeverweigerung der für den Patienten unliebsamen existentiellen Gegebenheiten. Therapeutisch gelang es, daß der Patient die Schluckstörungen zu Hause verlor und daß er wieder an Gewicht zunahm. Leo blieb aber bis zum Ende der Therapie in Gesellschaft und bei gesellschaftlichen Anlässen gehemmt, so daß die Schluckstörungen bei öffentlichen Anlässen weiter bestanden.

4. Zwangsneurotische Zustände

Zwangsneurosen führen nicht selten zur Abmagerung. Zwangskranke können sich beispielsweise vor Fleisch ekeln, so daß ihnen der Fleischgenuß unmöglich wird. Andererseits können sie so stark an Putz- oder Waschzwängen leiden, daß sie stundenlang, ja häufig fast den ganzen Tag sich waschen oder verunreinigte Gegenstände putzen müssen. Daraus können schwere Erschöpfungszustände mit Appetitlosigkeit und starker Abmagerung resultieren.

Zusammenfassung
Durch gute und kompetente innermedizinische Abklärung sollte man Körperkrankheiten, die zu Abmagerung führen, klar diagnostizieren und damit von der Magersucht unterscheiden können. Auch seelische Krankheiten mit Abmagerung als Begleitsymptom lassen sich in der Regel gut erkennen, wenn auch im seelischen Bereich vor allem bei charakterneurotischen Patientinnen die Abgrenzung nicht immer leicht fällt.

Das Erscheinungsbild der Magersucht

Wenn man das äußere Erscheinungsbild der Anorexia nervosa betrachtet, hat man den Eindruck, es mit körperlich schwer kranken Menschen zu tun zu haben. Schwer Magersüchtige lassen sich nicht unterscheiden von den erbarmungswürdigen, ausgehungerten Menschen in Hungergebieten. Fast ungläubig und voller Staunen stellen wir uns die Frage, ob und wie es möglich ist, daß junge Menschen aufgrund existentieller seelischer Not in einen so erbärmlichen körperlichen Zustand geraten können.

Man weiß heute aufgrund neuester Untersuchungen, daß das äußere abgemagerte Bild der Magersüchtigen nicht krankheitsspezifisch ist. Die gleichen körperlichen Symptome mit wenigen Ausnahmen (Erbrechen) findet man auch bei gesunden Menschen, die über längere Zeit fasten. Das gilt sowohl für die körperlichen Symptome wie für die begleitenden blutchemischen und endokrinen Befunde.

Unweigerlich stellt sich also die Frage, was denn bei der Magersucht krankheitsspezifisch sei.

Seelische Symptome

Die wichtigsten seelischen Symptome, die, wenn sie zusammentreffen, das krankheitsspezifische psychopathologische Bild ausmachen, sind die Krankheitsverleugnung, die Gewichtsphobie und die damit einhergehende zwanghafte und süchtige Haltung gegenüber dem Essen und dem eigenen Körper, das stark gestörte Selbstwertgefühl und schließlich die mangelnde Fähigkeit, eigene Gefühle (des Hungers, der Müdigkeit und der Sexualität) wahrzunehmen. Diese krankheitsspezifische Psychopathologie ist bei Magersüchtigen häufig erst nach Beginn der Therapie klar sichtbar, wenn sie an die von ihnen selbst gesetzte »Gewichtsschwelle« geraten und wenn sie ihre zwanghafte Haltung gegenüber dem Essen und dem eigenen Körper aufzugeben hätten. Wenden wir uns im folgenden diesen vier Symptomen zu.

1. Krankheitsverleugnung

Anorektische Patienten sind außerordentlich bemüht, normal und unauffällig zu wirken. Sie erwecken im Gegenüber das Gefühl, es mit raumlosen, gefügigen, vergeistigten und asexuellen Wesen zu tun zu haben. Meistens sprechen sie mit leiser, monotoner Stimme. Der Hautteint ist von durchsichtiger Blässe, die Augen sind nicht selten von erwartungsvoller Ängstlichkeit erfüllt. Überdurchschnittlich häufig tragen sie enganliegende Hosen, die mit überweiten, warmen Pullovern kontrastieren. Magersüchtige verführen die Gesprächspartner dazu, sie als frei manipulierbare Marionetten zu betrachten. Sie sind vernünftig, nachgiebig, kompromißbereit und verständig, wenn man im Gespräch über das Belanglose nicht hinauskommt. Doch werden die Grenzen des für sie Unverbindlichen überschritten, verstehen sie meistens keinen Spaß und lassen ihr Kämpfertum durchschimmern. Magersüchtige ändern ihre neutrale Stimmung schlagartig, wenn sie auf ihr ausgemergeltes, skeletthaftes Dasein angesprochen werden. Sie geraten dann in eine abwehrende, kämpferische Haltung und behaupten, sie erfreuten sich der besten Gesundheit, seien immer noch zu dick und könnten nicht verstehen, daß man sie als krank betrachte. Und schon sind sie mitten in der Krankheitsverleugnung.

Was soll nun aber diese Verleugnung, welchen Zweck dient sie?
Verleugnung geschieht überall dort, wo die Wahrheit nicht zutage treten darf. Menschen verleugnen eine zutage tretende Wahrheit immer dann, wenn es ihnen am nötigen Stand oder an Selbstvertrauen fehlt, um zur entsprechenden Wahrheit zu stehen. Bei den Magersüchtigen kann die Verleugnung so weit gehen, daß sich der Beobachter die bange Frage stellt, ob er sich in seiner eigenen Wahrnehmung getäuscht hat.

Die Krankheitsverleugnung kommt selbstverständlich nicht nur bei Magersüchtigen vor, nur findet man sie besonders akzentuiert bei dieser Krankheit. Sie tritt immer dann bei Krankheits- und Verhaltenszuständen auf, wenn die von ihnen Betroffenen zu diesen Zuständen nicht stehen können oder sie nicht zu verändern vermögen. Der Alkoholiker, der den Alkoholkonsum abstreitet, der psychosomatisch Kranke, der alle seelische Problematik negiert, das junge Mädchen, das trotz Schamröte in den Wangen die Liebe zum Angebeteten in Abrede stellt, sie alle leugnen einen sichtbaren Zustand, der von ihnen eine Lebensveränderung verlangen würde. Der auffallendste äußerliche Zustand des anorektischen Patienten ist seine körperliche Abmagerung. Diese könnte durch normale Ernährung behoben werden. Da sich jedoch der Magersüchtige vor der Gewichtszunahme panikartig fürchtet, leugnet er seine Abmagerung, und in dieser Verleugnung kann es sogar zur Verkennung der eigenen Leiblichkeit kommen.

Verleugnung ist ein unangemessener, wenn auch manchmal verständlicher Umgang mit der Wahrheit, und sie kann bei Angehörigen, Ärzten und Therapeuten unheilvolle Auswirkungen haben. Die Magersüchtigen werden als Lügner, Betrüger und Simulanten dargestellt. Die Arzt-Patienten-Beziehung kann von Mißtrauen, Haß und Aggressivität geleitet sein. Daß diese Haltung auch vor namhaften Forschern nicht haltmacht, zeigt der Vorschlag von Meermann und Vandereycken, welche bei Magersüchtigen eine Lügenskala fordern. Krankheitsverleugnung wird so zum forschungsmäßigen und auch therapeutischen Machtkampf.

Für die Psychoanalyse gehört die Verleugnung zu den regressiven Abwehrmechanismen, ähnlich wie die Projektion, die Introjektion, die Spaltung* u. a. m., und ist eine archaische Abwehrform. Sie erreicht nach psychoanalytischer Auffassung weniger als die Verdrängung, der es gelingt, unangenehme Inhalte unbewußt zu machen. Die Verleugnung vermag Unangenehmes nur ins Vorbewußte abzudrängen, von wo aus es jedoch immer wieder an die Oberfläche drängt. Die Verleugnung versucht, eine Spaltung abzuwehren, und hat die Tendenz zum Alles oder Nichts. Da das Leben jedoch auch viele »Grautöne« besitzt, führt die Verleugnung dazu, daß die Wirklichkeit gestört wahrgenommen wird, daß Entfremdungserlebnisse, Depersonalisations- und Derealisationsgefühle auftreten. Das wahrhafte Erleben tritt so in die Nähe. Dadurch wird verständlich, daß schwer verleugnende Magersüchtige ihren Körper wahnhaft gestört wahrnehmen und eine wahnhaft anmutende Einstellung dem Essen gegenüber entwickeln können.

Die Daseinsanalyse sieht die Krankheitsverleugnung anders.
Für die Daseinsanalyse gibt es das Freudsche Unbewußte nicht, sie spricht lediglich vom Verborgenen. Wie offen ein Mensch für Wahrnehmungen ist, hängt von seiner Stimmung, seinem augenblicklichen Gestimmtsein ab. Für die Magersuchtkranken wesentlich ist die Abwehrhaltung gegen das irdisch-leibliche Leben, gegen das Leiblich-leben-Müssen. In der Stimmung, das leibliche, körperliche Leben abzuwehren, es zu negieren und zu verleugnen, ist der Magersüchtige nur mangelhaft offen für seinen Leib, dessen Form und dessen Bedürfnisse nach lebensgerechter Ernährung. Krankheitseinsicht und Krankheitsgefühl haben da wenig Platz.

2. Gewichtsphobie

Die Gewichtsphobie oder auch die Angst, zu fett zu sein oder zuzunehmen, tritt bei Magersüchtigen häufig erst dann auf, wenn sie die Therapie begonnen haben und Gewicht zunehmen müssen. Trotzdem ist die Gewichtsphobie ein wichtiges diagnosti-

---

* Projektion, Introjektion, Spaltung: Ausdrücke der Psychoanalyse, die bestimmte Abwehrfunktionen der unbewußten Seelenanteile bezeichnen

sches Kriterium. Die Magersüchtigen ängstigen sich davor, daß der Körper sich unförmig ausdehnen und den ihm zustehenden Raum einnehmen könnte, wenn sie sich normal und lebensgerecht ernähren.

Ob man von Gewichtsphobie oder einfach von Angst vor Gewichtszunahme oder vor dem Zu-fett-Sein spricht, ist unerheblich. Zwar unterscheidet die Psychoanalyse zwischen Phobie und Angst. Die Phobie richtet sich gegen ein bestimmtes Objekt, die Angst hat allgemeineren Charakter. Die Phobie ist nach der Psychoanalyse »die reifere Angst«, da das Ich über ein größeres Angstbewältigungspotential verfügt. Trotzdem geht es ja bei der Angst und der Furcht um die gleiche Befindlichkeit. Nach dem Züricher Psychiatrieprofessor Condrau geht es bei der Angst immer um ein Wovor und Worum. Im Wovor geht es letztlich um den Verlust der Existenz, d. h., Angst ist letztlich Todesangst. Das Worum bezieht sich auf den Vollzug des menschlichen Daseins. Der ängstliche Mensch fürchtet sich vor dem freien Vollzug seines Lebens. Je intensiver ein Mensch lebt, je mehr er sich in sein Dasein einläßt, um so mehr setzt er sich dem Risiko und den Gefahren aus. Die Angst hindert also den ängstlichen Menschen, sich wirklich in sein Leben einzulassen – er bleibt sich damit aber etwas schuldig: ein intensiv gelebtes Leben. Condrau schreibt: »Wer nicht leben kann, kann nicht sterben, und wer nicht sterben kann, kann nicht leben.«

Wenn Magersüchtige durch Hungern ihren Leib kasteien, ihn zu einem skeletthaften Gerippe herabzufasten versuchen, so ist diese Lebenshaltung auch Ausdruck einer Angst, Beziehungen einzugehen und damit auch die sinnlichen, erotischen und sexuellen Seiten der eigenen Existenz zu leben. Ihre abgemagerten Körper machen die Magersüchtigen »unantastbar«. So erreichen sie die von ihnen erwünschte Isolation.

Der Angst kann man auf verschiedene Weise begegnen.
Man kann sich ihr stellen und sie auszuhalten versuchen, man kann vor ihr fliehen, oder man kann sich vor ihr durch Ausbildung von Zwängen absichern. Zwänge sind gleichsam magische und rituelle Beschwörungshandlungen, welche die Angst zu bändigen und zu meistern versuchen. Die Magersüchtigen befinden

sich in einem zwanghaften Verhältnis zur Welt und zu sich selbst. Das zwanghafte Verhalten zeigt sich bei allen Magersüchtigen dem Essen und dem eigenen Körper gegenüber. Nicht selten halten sich Magersüchtige an einen streng strukturierten Tagesablauf, an enge Regeln und Gesetze. Sie sind leistungorientiert und fühlen sich verpflichtet, den ganzen Tag über nur Sinnvolles zu tun. Das Einhalten von strengen Lebensregeln und strikter Eigenkontrolle wird als Halt und Lebenshilfe erlebt.

Auf die Idee, abzunehmen, konzentriert sich der ganze Lebenssinn. Sie ist praktisch die Quelle jeglicher Lebenskraft und gibt das zum Überleben nötige Selbstvertrauen. Dieser Idee haben sich die Eßgewohnheiten zu unterwerfen. Magersüchtige fasten hartnäckig oder essen so wenig wie möglich. Dabei wird die Mehrzahl von ihnen gleichwohl von Hungergefühlen gequält, wie das von den Kranken, denen es besser geht (in der Remission) auch freimütig zugegeben wird. Den Hunger versuchen sie durch Eßrituale oder durch ständige Beschäftigung mit der Nahrung zu beherrschen. Sie kochen mit Vorliebe für die Familienangehörigen, studieren Kochbücher und Speisekarten von Restaurants, sammeln Rezepte oder kaufen ein. Das Denken ans Essen wird zum alles beherrschenden Gedanken. Dabei kennen Magersüchtige genau die Kalorienzahl der jeweiligen Nahrungsmittel, und sie sind richtiggehende »Kalorienweltmeister«. Sie beschränken massiv die Nahrungseinnahme, wissen aber auch genau, wie sie die wenigen eingenommenen Kalorien verbrauchen können. So arbeiten sie richtiggehende Trainingsprogramme aus und verbringen täglich mehrere Stunden mit Gymnastik, Tanzen, Aerobic, Joggen, Radfahren. In der Kontrolle der Nahrungseinnahme und des eigenen Körpergewichts bekommt die Waage eine zentrale Bedeutung. Es gibt Magersüchtige, die sich zehn- bis zwanzigmal täglich wiegen. Die Waage zeigt an, ob sie erfolgreich waren oder versagt haben.

Eine solche zwanghafte Kontrolle kann nicht von allen Magersüchtigen ständig eingehalten werden. Nach längerem oder kürzerem Hungern verliert eine Anzahl von Kranken die Kontrolle und in Heißhungerattacken und Eßanfällen (Bulimie = Stierhunger) werden Unmengen von »Kalorienbomben« verschlungen. Nach langen, zwanghaften Fastenkasteiungen verfallen Magersüchtige nicht selten solch einer unkontrollierten Eßgier, ja einer regelrechten Eßsucht. Die Zentrierung und die Reduktion des Lebens auf diesen einen Inhalt und Weltbezug, der dranghafte Umgang mit dem Essen und die Tendenz, den Eßanfällen immer mehr anheimzufallen, zeigt deutlich, daß es sich hierbei um ein echtes Suchtverhalten handelt. Es ist dies die Suchtseite der Anorexia nervosa. Doch wie jede Sucht dem Menschen das Glück nicht bringt, so entspannen die Eßanfälle die Magersüchtigen auch nur während des Anfalls. Der Eßanfall löst Gewichtsängste aus, und so muß die aufgenommene Nahrung zwanghaft wieder erbrochen werden, oder es werden hochdosierte Abführmittel genommen. So folgen sich bei der Magersucht ängstliches, zwanghaftes und süchtiges Verhalten auf Schritt und Tritt. Die Angst wehrt die irdischen, leiblichen und erotisch-sexuellen »Lüste« und Weltbezüge ab. Sie ruft gleichzeitig Zwänge auf den Plan, die das Leben auf das fastende Abnehmen reduzieren. Die Eßattacken versuchen auf süchtige Art, diesen einschränkenden Zwängen zu entgehen. Doch der Eßsucht folgt wieder die Angst, an Gewicht zuzunehmen, so daß der Zwang zum Erbrechen eintritt. Angst, Zwang und Sucht sind also bei der Magersucht untrennbar miteinander verbunden. Sie schränken die Freiheit des Magersuchtkranken auf ein rein triebhaftes und materielles Geschehen der Ernährung und des Abnehmens ein.

Hungerattacken und Erbrechen laufen meist heimlich und versteckt ab. Und obwohl nach langem Fasten das Essen natürlich genossen wird, bringen auch die Eßsucht und der Erbrechenszwang kein wirkliches Wohlbefinden. Außerdem kann das Erbrechen zu ernsthaften medizinischen Komplikationen führen (Entzündungen der Speiseröhre, Magenerweiterung, Darmverschlüsse usw.). Auch der Mißbrauch von Abführmitteln kann zu krampfartigen Darmkoliken und auch zu Dünn- und Dickdarmentzündungen führen.

Bei Magersüchtigen mit Bulimieattacken kommt es recht häufig zum Stehlen von Nahrungsmitteln. Das ist auch weiter nicht verwunderlich, wenn man bedenkt, daß die verschlungenen Speisen unter Umständen eine Menge Geld kosten. Das Stehlen geschieht hier aus einer Notsituation. Stehlen von Nahrungsmitteln kommt jedoch auch bei nur fastenden Magersüchtigen vor. Bei ihnen hat das Stehlen eine andere Bedeutung. Es kann auftreten, um Kränkungen und Verletzungen abzuwehren, Überlegenheitsgefühle oder gar Leistungszwang auszudrücken.

3. Gestörtes Selbstwertgefühl

Hinter den bisher beschriebenen Symptomen steht wohl vor allem ein sehr brüchiges Selbstwertgefühl. Hilde Bruch spricht vom »lähmenden Gefühl des Unvermögens, von der Überzeugung der Magersüchtigen, so hilflos und unfähig zu sein, daß sie nichts im Leben ändern können«. Dieses mangelnde Selbstwertgefühl verbirgt sich anfänglich meistens hinter einer abwehrenden, verpanzerten Pseudosicherheit. Kritik an Eßgewohnheiten wird schroff abgewehrt. Die Magersüchtigen scheinen zu Beginn der Therapie eine starre, unbewegliche, durch keinen Einwand zu erschütternde Haltung zu haben, doch hinter dieser starren Panzerhaltung sind Unsicherheitsgefühle unverkennbar. Gelingt es, eine engere Beziehung aufzunehmen, gewahrt man, daß sie sich hilflos und ohnmächtig fühlen. Diese Menschen haben ein besonders feines Gespür, sich auf die Bedürfnisse der Mitmenschen auszurichten. Mit Ausnahme der Eßgewohnheiten sind sie überangepaßt. Sie fühlen sich als Marionette in den Händen anderer Leute, kommen sich vor wie Mosaiksteine in einem von Mitmenschen entworfenen Bild, wie eine leblose Körperhülle ohne inneren Kern und Gehalt: gleichsam asketische, raumlose Wesen, welche für sich außer für ihre Eßgewohnheiten keinen Raum beanspruchen. Stolz sind sie lediglich auf ihren ausgemergelten und mageren Körper, auf ihre »Idealfigur«, die ihnen die nötige Lebenskraft verleiht. Ihr arg angeschlagenes Selbstwertgefühl *nährt* sich vom wirklich bewundernswerten *Fasten* und dem nachfolgenden Abmagern. Das Fasten und die Abmagerung machen die lebenserhaltende Identität aus. Ohne sie bleiben nur Unsicherheit, Leere, Verzweiflung, Ohnmacht und Hilflosigkeit – nichts, wofür es sich zu leben lohnt.
So ist es eigentlich nicht erstaunlich, daß man bei *fastenden* Magersüchtigen selten Selbstmordversuche sieht, während junge

Frauen, die an Bulimia nervosa erkranken, recht häufig Selbstmordversuche unternehmen: Das brüchige Selbstwertgefühl wird
durch fastendes Abmagern – also eine ungeheure Selbstdisziplin – gestärkt, während die Heißhungeranfälle und das folgende
Erbrechen nach dem anfänglichen Rausch das Gefühl des Ver-
sagens auslösen. Verzweiflung und Leere machen sich breit. Und
da solche Gefühle nur schwer zu ertragen sind, kommt es zu
Selbstmordhandlungen.

Es ist das angeschlagene Selbstwertgefühl, das es den Magersüchtigen erschwert, die Rolle als Frau anzunehmen. Auf diesen Umstand haben schon Janet und Freud hingewiesen. Der abgemagerte Körper macht aus den Kranken geschlechtsneutrale
unberührbare Wesen. Gleichzeitig hat diese Abwehr der eigenen
Geschlechtsrolle ihren Grund u. a. auch in der eigenen Familie.
Die Familien von Magersüchtigen lassen sich häufig von Werten
der Vernunft, der Ordnung, der Korrektheit und der Disziplin
leiten. Emotionalität, Austausch von Zärtlichkeit und Gefühlen,
das Zur-Schau-Tragen von Lust und Sinnlichkeit werden oft abgelehnt. Häufig verlaufen die Ehen der Eltern unbefriedigend.
Die Magersüchtigen versuchen dann durch ihre »Störungen«,
diese Ehen zu verbessern, scheitern aber regelmäßig an diesem
Vorhaben. Oft warnen die Eltern die heranwachsenden Töchter
vor Freundschaften mit jungen Männern, da diese treulos und
böse seien und es nur auf die Sexualität abgesehen hätten. Die
Mütter geben in ihrer recht häufig masochistischen Opfer- und
Leidensbereitschaft, in ihrer lustlosen, depressiv-mißmutigen
Pflichterfüllungshaltung keine Identifikationsfigur für sich unbeschwert und gesund entwickelnde junge Töchter ab. Auch die
Väter tragen zur Magersucht ihrer Töchter bei. Es hat sich gezeigt, daß heranwachsende Töchter, die eine Magersucht entwickeln, ab und zu in den fehlenden Sohn »verwandelt« werden
sollten. Zudem wird auch von inzestuösen sexuellen Handlungen
berichtet (die Münchner Psychiaterin Gerlinghoff spricht von
15 Prozent ihrer Patientinnen). Damit wäre die Magersucht auch
eine Abwehr des drohenden Inzestes.

In Fachkreisen bezeichnet man Zustände mit stark gestörtem
Selbstwertgefühl als narzißtische Krisen oder narzißtische Neurosen. Narzißtisch gekränkte Menschen brauchen die ständige Be-

stätigung der Mitmenschen und ihrer Umwelt, sonst fühlen sie sich leer, nichtig, unwert und verzweifelt. Bleibt die Bestätigung längere Zeit aus, kommt es zu Fluchthandlungen – zur Sucht oder gar zu Suizidversuchen. Das Hungern bringt dem Kranken einen lebenserhaltenden narzißtischen Gewinn, bei der Bulimia nervosa kommt es zu einem narzißtischen Zusammenbruch. Aus dem Gesichtswinkel der narzißtischen Betrachtung sind die Anorexia nervosa und die Bulimia nervosa verschiedene Seiten der gleichen Störung. Bei beiden Krankheiten ist das Selbstwertgefühl stark gestört. In der Anorexia nervosa wird es durch erfolgreiche Selbstkontrolle, Selbstdisziplin und Selbstkasteiung gestärkt und erhöht, in der Bulimia nervosa dagegen bricht es aufgrund der Heißhungeranfälle, denen der Kranke erliegt, zusammen.

In diesem Zusammenhang mag ein kurzer gesellschaftlicher und soziokultureller Exkurs erlaubt sein.
Wir leben zweifelsohne in einer narzißtischen Leistungsgesellschaft. Wir alle sind auf äußere Bestätigung nur allzusehr angewiesen. Gemeinschaftsleben weicht Vereinzelung und großer Individualität; das Ausleben und Zeigen von Gefühlen macht Ordnung, Disziplin und Vernunft Platz. Nicht nur bei einzelnen Familien, sondern in der Gesellschaft überhaupt breitet sich ein anankastisches, ein zwanghaftes Weltverhältnis aus. Ordnung und Zwang ersetzen spontanes Leben. Andererseits sind wir und die Gesellschaft sehr von direkter und äußerlicher Bestätigung abhängig. Reichtum, Besitz, Reisen, Attraktivität und Fitneß werden zu unseren Lebensinhalten. Sowohl Männer wie Frauen lassen sich vom Schlankheitsideal leiten, und sie leiden darunter. Ohne diese äußeren, für das Leben eigentlich sekundären Qualitäten fühlen wir uns halb, nichtig und unwert. Eine Gesellschaft, die so von äußeren Werten abhängt und kaum noch innere Werte kennt, ist narzißtisch. Ein solches Selbst- und Weltverständnis hat wohl hauptsächlich dazu beigetragen, daß die schweren krankhaften Eßstörungen (Bulimia und Anorexia) in den letzten Jahren zugenommen haben. Schlankheitsideal und Eßstörungen sind gemeinsame Symptome dieses Weltverhältnisses.

4. Fehlwahrnehmungen (Hunger, Müdigkeit, Sexualität)

Hilde Bruch bezeichnet als eines der drei Kardinalsymptome der Anorexia nervosa »die Fehldeutung innerer und äußerer Reize«. Im folgenden sollen die drei am stärksten bei der Magersucht gestörten inneren (propriozeptiven) Reize besprochen werden: der Hunger, die Müdigkeit und die gestörte Beziehung zur Sexualität. Hilde Bruch berichtet, daß alle Patientinnen in der Genesungsphase mit Angst und Schrecken darüber sprechen, daß sie in der anorektischen Phase unter Hungerqualen litten. Meine eigene Erfahrung geht dahin, daß Magersüchtige in der Akutphase die Hungergefühle abstreiten und verleugnen. In Übereinstimmung mit Hilde Bruch berichteten auch die meisten meiner Patientinnen in der Besserungsphase darüber, daß sie unter Hunger gelitten hatten. Nur eine meiner Patientinnen behauptete, das Hungergefühl völlig verloren zu haben. Magersüchtige verlieren jedoch die Sicherheit, welche Bedürfnisse nach Nahrung sie haben und wie diese Bedürfnisse in regelmäßigem Rhythmus zu befriedigen seien. Nadine, eine meiner Patientinnen in der Besserungsphase, drückte das so aus: »Ich hatte fürchterlichen Hunger, den ich jedoch nicht zugab. Was mein Körper an Nahrung brauchte, war mir nicht klar. Ich hatte meinen Eßrhythmus völlig verloren, und ich versuche nun, ihn mit Hilfe meiner Familie wiederzugewinnen.«

Nach Auffassung der Psychoanalyse wehren Magersüchtige ihre oralen Triebimpulse auf verschiedene Art und Weise ab. (Eine orale Bedürfnisbefriedigung ist eine Befriedigung, die über den Mund erfolgt: essen, saugen, lutschen usw. Der Säugling z. B. befriedigt seine Bedürfnisse nach Nahrung, Nähe und Geborgenheit durch Saugen an der Mutterbrust.) Viele Magersüchtige verleugnen den Hunger und kompensieren ihn beispielsweise durch Polydipsie (viel Trinken). Andere wehren die oralen Triebimpulse durch altruistische Projektion auf die Familie ab. Dabei bereiten sie, wie schon weiter oben ausgeführt, für die ganze Familie liebevoll das Essen zu. An den Mahlzeiten nehmen sie nicht teil, genießen aber die Sattheit der andern Familienmitglieder. Andere sublimieren ihren Hunger, indem sie sich zu Ernährungsspezialisten entwickeln.

Die Magersüchtigen befinden sich in der Not der Hungernden.
Im Gegensatz zu anderen Hungernden können sie zu ihrer Not
nicht stehen, sondern verleugnen in der Regel ihren Hunger. Zur
Not des Hungers kommt also noch die Not des Leugnens. Und
was verleugnet wird, kann nicht verändert werden. Diese Haltung führt zu Vereinzelung und Isolation oder – bei lange anhal-
tendem Hunger – zum Tod. So bewegen sich die Magersüchtigen
von der Gemeinschaft weg: durch das frei gewählte Hungern und
durch die Verleugnung ihrer Not. Verleugnung heißt hier also, in
der Not allein sein, den Stand in der Gemeinschaft aufgeben und
die Not von den Mitmenschen nicht lindern lassen. Worin liegt
wohl die tiefere Bedeutung dieser Verweigerungshaltung gegenüber der Gemeinschaft? Ist es der von Kafka beim Hungerkünstler beschriebene Umstand, daß dieser die ihm entsprechende
Speise nicht gefunden hat? Folgen wir kurz dem Dialog zwischen
dem Kafkaschen Hungerkünstler und dem Zirkusaufseher:»›Im-
merfort wollte ich, daß ihr meinen Hunger bewundert‹, sagte der
Hungerkünstler. ›Wir bewundern es auch‹, sagte der Aufseher
entgegenkommend. ›Ihr sollt es aber nicht bewundern‹, sagte der
Hungerkünstler. ›Nun dann bewundern wir es also nicht‹, sagte
der Aufseher, ›warum sollen wir es denn nicht bewundern?‹ ›Weil
ich hungern muß, ich kann nicht anders‹, sagte der Hungerkünstler. ›Da sieh mal einer‹, sagte der Aufseher, ›warum kannst
du denn nicht anders?‹ . . . ›*Weil ich nicht die Speise finden konnte,
die mir schmeckt.* Hätte ich sie gefunden, glaube mir, ich hätte
kein Aufsehen gemacht und mich vollgegessen wie du und alle.‹
Das waren die letzten Worte, aber noch in seinen gebrochenen
Augen war die feste, wenn auch nicht mehr stolze Überzeugung,
daß er weiterhungre.«
Lange dauerndes Fasten kann Stoffwechselabläufe so verändern,
daß Zwischenprodukte entstehen, welche den Halluzinogenen
ähnlich sind. Die Folge davon sind Trugwahrnehmungen, visio-
näre Verkennungen oder gar Depersonalisationen*. Wenn ein
Mensch über Jahre hungert, sind die seelischen Auswirkungen

---

* Psychischer Vorgang, bei dem das Gefühl entsteht, dem eigenen Ich fremd gegen-
überzustehen. Auch einzelne Körperteile werden als nicht zum Ich gehörig empfunden.

auf die Persönlichkeit derart, daß man das Gesamtbild nur
schwer von der Borderline-Krankheit oder der Schizophrenie unterscheiden kann.

Wenn man Magersüchtige in ihrem Bewegungsdrang, in ihrer
körperlichen Aktivität beobachtet, so erwecken sie oberflächlich
den Eindruck, als ob sie die körperlichen Strapazen und die
damit einhergehende Müdigkeit nicht spüren. Sie vollbringen
körperliche Spitzenleistungen, die man nur bewundern kann.
Eine meiner Patientinnen fuhr, ohne großes Aufheben davon zu
machen, mit dem Fahrrad auf den Simplonpaß, eine andere auf
eine weit über 2000 Meter Höhe gelegene Walliser Alpe. Besonders beliebt sind auch Hantelübungen, die angeblich vor allem
von männlichen Magersüchtigen durchgeführt werden.

Was motiviert die Kranken zu solchen Höchstleistungen?
Ähnlich dem Fasten dient die übergroße körperliche Aktivität in
erster Linie dazu, daß Kalorien verbraucht werden und es zur Gewichtsabnahme kommt. So haben die Magersüchtigen einen
doppelten narzißtischen Gewinn: Sie werden in den körperlichen
Höchstleistungen, aber auch in ihrer Fähigkeit, zu fasten und abzunehmen, bewundert. Für sich selber erringen sie den entscheidenden Sieg des Geistes über den verhaßten Leib. In leiblicher
Hinsicht können sie höchstens die Muskelkraft, d. h. einen mus-
kulären Körper ohne ein Gramm Fett annehmen.

Ähnlich wie dem Hungergefühl stehen sie auch der eigenen Müdigkeit gegenüber. Müdigkeit darf nicht sein und wird verleugnet. In Besserungsphasen geben die Kranken zu, daß sie oft zum
Umfallen müde waren. Doch das kann in der Akutphase nicht
zugegeben werden, weil sonst die Überanstrengung als Instru-
ment zur Gewichtsabnahme aufgegeben werden müßte.

Bei Magersüchtigen findet man immer eine gestörte Beziehung
zur Sexualität.
Wie weit diese sexuellen Störungen gehen, darüber gehen die
Meinungen auseinander. Schon früh hat man die ablehnende
Haltung der Magersüchtigen ihrer Geschlechtsrolle und der
Sexualität gegenüber beobachtet. Janet äußerte die Vermutung,
die Magersüchtigen weigerten sich, die weibliche Geschlechts-

rolle anzunehmen. Für Freud war die Magersucht »die Krankheit der sexuell Unreifen«. Hilde Bruch betonte, daß für die Anorexia nervosa die Vermeidung jeglicher sexuellen Begegnung charakteristisch sei, ja, daß Anorektikerinnen vor jedem Körperkontakt zurückschauderten. Eine ablehnende Haltung der Sexualität gegenüber wird auch von Fichter betont. Für Feiereis hängt die Ablehnung der weiblichen Identifikation mit dem negativ erlebten Vater- bzw. Mutter-(Frau-)Bild zusammen. Bei den von mir behandelten Magersüchtigen lag eine weniger oder stärker ausgeprägte ablehnende Haltung dem freien, verantwortungsvollen sexuellen Verhalten gegenüber immer vor. Der Meinung Hilde Bruchs, daß die Vermeidung jeglicher sexueller Begegnung für die Magersüchtigen charakteristisch sei, kann ich aber nicht so eindeutig beipflichten. Einzelne meiner Patientinnen, die an einer milden Form der Magersucht litten, waren mit Männern freundschaftlich verbunden und unterhielten auch sexuelle Beziehungen. Eine Patientin wurde trotz lange bestehender Amenorrhö sogar schwanger. Diese Aussagen gelten in noch intensiverem Ausmaß für Patientinnen, die an Bulimia nervosa erkrankt sind. Trotzdem beobachtete auch ich bei den meisten Anorektikerinnen eine abnehmende sexuelle Libido und sexuelle Ängste. Diese äußerten sich in Schwangerschaftsängsten, in Angst vor zu großer mitmenschlicher Nähe, in Befürchtungen, von den Beziehungspartnern vereinnahmt und manipuliert zu werden. Eine meiner Patientinnen empfand gegenüber der Sexualität einen unüberwindbaren Ekel. Die meisten Magersüchtigen in meiner Behandlung hatten keinen Freund, gaben an, keine sexuellen Gefühle zu haben. Sie bemühten sich um ein asketisches Leben und erschienen als »sexuelle Neutren«.

So stimmen meine eigenen Erfahrungen mit denjenigen von Gerlinghoff überein, daß man bei Magersüchtigen nicht generell und strikt davon sprechen darf, daß sie ihre weibliche Rolle im ganzen ablehnen. Daß aber Magersüchtige mit ihrer Geschlechtsrolle Mühe bekunden, ist wohl unbestritten. Wie weiter oben schon ausgeführt, spielt bei der Entwicklung der ablehnenden Haltung der eigenen Geschlechtsrolle gegenüber die Familie der Magersüchtigen eine ausschlaggebende Rolle. Häufig haben beide Elternteile eine ablehnende Haltung der Sexualität gegenüber. Erste sexuelle Versuche werden von den Eltern vehement torpediert. Die Töchter werden als mannstolle und verantwortungslose Flittchen bezeichnet. So entwickeln die heranwachsenden Töchter eine negative Einstellung zur Sexualität, welche schließlich abgelehnt und verleugnet wird. Zur Mutter besteht eine zwiespältige, verstrickte und meistens enge Beziehung. Aber auch Väter tragen das Ihre zur negativen Sexualentwicklung der Magersuchtkranken bei. Die Väter werden von den heranwachsenden Töchtern häufig als schwach und gefühlskalt erlebt. Sie sind Außenstehende und kühle Autoritäten. Die Väter werden als entscheidungsschwach, selbstunsicher und zwanghaft beschrieben. Sie sind abwesend, krank oder gehen ganz im Beruf auf. Über mögliche Inzesthandlungen wird ebenfalls berichtet. Bei meinen eigenen Patientinnen habe ich in drei Fällen von Inzesthandlungen und sexuellem Mißbrauch gehört. Zusammenfassend kann festgehalten werden, daß das familiäre Milieu – schlechte Ehe, Ablehnung der Sexualität, Rigidität, Verstrickung, Konfliktvermeidungshaltung und Überfürsorglichkeit in den familiären Beziehungen – dazu beiträgt, daß sich die Magersüchtigen nicht zu eigenständigen, freien und unbeschwerten Persönlichkeiten entfalten, sondern sich zu unselbständigen, unsicheren, raumlosen und die Sexualität und sich selber ablehnenden Menschen entwickeln.

Körperliche Symptome

Wie schon erwähnt, scheinen die körperlichen Symptome sehr spektakulär, doch spezifisch für die Magersucht sind sie nicht. Früher erwähnte man häufig die Symptom-Trias: Abmagerung, Amenorrhö (Ausbleiben der Regel) und Obstipation (Verstopfung), doch können einzelne dieser Symptome auch fehlen. Die genannten körperlichen Symptome treten wie gesagt auch bei gesunden Menschen auf, die über längere Zeit fasten.

1. Die Abmagerung, das Untergewicht, die sogenannten Körperschemastörungen

Die Abmagerung, die häufig bis zur Kachexie, zum starken Kräfteverfall, geht, ist das hervorstechendste Symptom der Magersucht. Die Abmagerung setzt meistens nach einer Diät ein. Die Diät wird darum begonnen, weil eine Zurückweisung als Mädchen oder Frau stattfand und daraus eine Unzufriedenheit mit der eigenen Körperform und dem Körpergewicht resultierte. Die Gewichtsabnahme löst in der Regel Befriedigung aus und wird zu einem Faszinosum. So erleben Magersüchtige das Abnehmen anfänglich rauschartig. Darin zeigt sich einer der Suchtaspekte der Anorexia nervosa. Die Abmagerung wird durch verschiedene Praktiken erreicht: völliges Fasten, Einhalten von strengen Diäten, Einnahme von Appetitzüglern, Laxantien und Diuretika oder auch durch übermäßigen Nikotinabusus.
Bei den Magersüchtigen ist die Abmagerung nie zu Ende. Das von sich selber erwartete Idealgewicht ist immer tiefer als das faktisch vorhandene Gewicht. So laufen Magersüchtige ständig dem Ziel nach, an Gewicht abzunehmen, wenn sie auch noch so untergewichtig sind. Mit dem Zwang, Gewicht abnehmen zu müssen, geht eine verzerrte Wahrnehmung des eigenen Körpers (Körperschemastörungen) einher. Ob diese Körperschemastörungen sekundäres Symptom der Abmagerung, eine Verleugnungstendenz der eigenen Krankheit gegenüber oder gar ein psychopathologisches Symptom der Grundkrankheit sind, das weiß man bis heute nicht sicher. In therapeutischer Hinsicht ist es aber sicher, daß der Magersüchtige die Abmagerung überwinden muß, wenn es zur Besserung oder gar zur Heilung kommen soll. Daß aber gerade die Gewichtszunahme auf heftigen Widerstand stößt, muß nicht besonders erwähnt werden. Das ist weiter nicht verwunderlich, da es gerade durch die Abmagerung zur Manifestation der charakteristischen Grundverfassung der Magersüchtigen kommt: allen leiblich-sinnlichen Dingen gegenüber eine abwehrende Haltung einzunehmen.

2. Amenorrhö

Ein sehr häufiges Symptom der Anorexie ist die Amenorrhö, d. h. das Ausbleiben der Monatsblutung. Die einzelnen Autoren unterscheiden sich in der Meinung, ob die Amenorrhö ein obligates Symptom der Magersucht sei.

Wenn auch der diagnostische Wert der Amenorrhö umstritten ist und ihre Genese vorläufig unklar bleibt, so hat sie doch einen klaren phänomenologischen Bedeutungsgehalt. Der weibliche Sexualtrakt ist auf Empfängnis und auf Austragen der Frucht ausgerichtet. Die Menstruation hat zweifelsohne einen Bezug zur Weiblichkeit, zur Schwangerschaft und zur Sexualität. Durch die Menstruation, d. h. durch das Ausscheiden des alten Blutes, wird gleichsam der Nährboden für das Einnisten des befruchteten Eies in die Gebärmutter vorbereitet. Somit ist Gion Condrau recht zu geben mit seiner Bemerkung: »Die Amenorrhö bedeutet also ein Rückzug aus dem Weltverhältnis, Mutterboden zu sein.« Die Amenorrhö drückt also die Abwehr des Sexuellen, des Weiblichen und des Mütterlichen aus. Magersüchtige, welche das Sinnlich-Erotische stark abwehren müssen, werden amenorrhoisch.

3. Vegetative Symptome und andere klinische Befunde

Viele körperliche Symptome bei den Magersuchtkranken sind Ausdruck des gestörten vegetativen Nervensystems. Allgemein kommt es zu Störungen der Temperaturregulation. Die Magersuchtkranken sind in der Regel überaus temperaturempfindlich und frieren nicht selten an Händen und Füßen. Mecklenburg hat nachgewiesen, daß sich Magersüchtige der Außentemperatur stärker angleichen als eine Vergleichspopulation. Im Herz- und Kreislaufbereich kommt es zur Ausbildung von Hypotonie, Bradykardie, eventuell Arrhythmie und zur Vasolabilität. Vor allem die Hautdurchblutung wird gedrosselt, was zu atropher, trockener und gelblicher Haut, zu Haarausfall und Lanugobehaarung und zur Akrozyanose führt. Im Magen- und Darmbereich kommt es zur verzögerten Magen-Darm-Entleerung und zu verminderter Darmperistaltik. Die Folge davon sind Blähungen, abdominelle Beschwerden und Obstipation. Wegen dieser Beschwerden und wegen der Gewichtsphobie mißbrauchen Magersüchtige häufig Abführmittel, die nun ihrerseits zu Durchfällen führen können.

Eine gar nicht so seltene Komplikation bei Magersüchtigen ist die akute Erweiterung des Magens. Zwei meiner Patientinnen mußten nach starken Freßanfällen wegen schmerzhaft überblähten Magens hospitalisiert werden. Diese Komplikation wird auch eingehend in der Literatur beschrieben. Überblähung des Magens kommt durch Überessen zustande, es werden aber auch Elektrolytstörungen als Ursache der Magendilatation diskutiert. Wie schon erwähnt, soll es bei der Anorexia nervosa zu verzögerter Magenentleerung kommen. Da es in diesem Zusammenhang zu Blähungsgefühlen, Magenschmerzen, Übelkeit, frühzeitiger Sättigung und Völlegefühl kommt, mag das ein zusätzlicher Grund für die Nahrungseinschränkung sein.

Erwähnenswert sind auch die elektrokardiographischen (EKG) Veränderungen, wobei die Abflachung und Umkehr der T-Welle, die ST-Senkung und die Verlängerung des QT-Intervalls zu nennen sind. Die EKG-Veränderungen hängen mit dem Ernährungszustand, aber auch ganz wesentlich mit den Hypokaliämien zusammen. Patienten mit Hypokaliämien zeigen eine erregbarere Herzkammer mit vorzeitigen Kammerkontraktionen, Bradykardien und eine ST-Abflachung im EKG. Es kann zu akuter Arrhythmie mit Herzstillstand (akuter Herztod) kommen.

Auch zerebellare Krampfanfälle werden bei Magersüchtigen beschrieben. Nach Dally sollen sie bei zirka 10 Prozent der Magersuchtkranken vorkommen. Sie hängen mit Stoffwechselveränderungen (Hypoglykämien, Hypokaliämien), mit Alkoholmißbrauch und eventuell mit dem Gebrauch von krampfschwellensenkenden Medikamenten (Neuroleptika, Antidepressiva) zusammen. Mehrere Autoren berichten über EEG-Veränderungen.

4. Laborchemische Blutbefunde

Das Blutbild magersüchtiger Patientinnen und Patienten kann normal sein. Häufig kommt es zur Ausbildung einer Leukopenie mit relativer Lymphozytose. Neben normalen Hämoglobinwerten können auch leichtgradige Anämien vorliegen. Diese Befunde kommen sowohl beim magersüchtigen wie auch beim gesunden fastenden Menschen vor.

Bei Magersüchtigen sind die Elektrolyte Kalium und Chlor recht häufig gestört. Der Grund dafür liegt im Erbrechen und im Mißbrauch von Abführmitteln. Hypochlorämie kommt durch Erbrechen des Magensaftes zustande. Die Hypokaliämie hat ihre Ursache in der mangelnden Zufuhr, im Erbrechen, im Laxantien- und Diuretika-Abusus oder im Kaliumverlust über die geschädigten Nieren. Die charakteristischen Symptome der Hypokaliämie sind Muskelschwäche, Obstipation, Polydipsie und Nykturie. Die Hypokaliämie kann auch zu schwerwiegender Nierenschädigung (pyelonephritische Veränderungen, tubuläre Vakuolisierung), zu EKG-Veränderungen und zu akuter Magenerweiterung führen. Aufgrund dieser Komplikationen sollte man bei Magersüchtigen, wenn sie erbrechen oder Laxantien mißbrauchen, regelmäßig die Elektrolyte, den Harnstoff und das Kreatinin untersuchen und auch EKG- und Blutgasuntersuchungen machen.

Es wurde auch nachgewiesen, daß bei Magersüchtigen erniedrigte Nüchternblutzuckerwerte bestehen können. Erniedrigte Glukosewerte wurden auch bei fastenden Menschen gefunden. Der Grund für die Hypoglykämie liegt wahrscheinlich darin, daß Menschen beim Fasten ihren Energiebedarf durch Ketosäuren und Fettsäuren eindecken.

Über die Serumeiweiße gibt es in der Literatur kontroverse Mitteilungen. Mordasini und Fichter berichten von einer Verminderung der Gesamteiweiße. Nach anderen Forschern sind die Bluteiweiße normal. Ebenso kontrovers sind die Mitteilungen über das Albumin. Nach Fey und Hauser ist der Zusammenhang zwischen Ödembildung und den Serumproteinen nicht bewiesen.

Nach Nordgren, Scheele und Fichter sind die Leber- und Pankreasenzyme SGOT, SGPT, Gamma-GT und die Amylase bei Magersuchtkranken erhöht, wobei sich diese Befunde bei Gewichtszunahme wieder normalisieren. Cravario et al. (1974) konnten die Befunde nicht bestätigen.

Da es bei Magersüchtigen wegen Hypokaliämien zu Nierenschädigungen kommen kann, erstaunt es nicht, daß übereinstimmend von allen Autoren bei einem Teil der Magersüchtigen (Erbrechen und Laxantien-Abusus) über erhöhte Harnstoff- und Kreatininwerte berichtet wird. Darum sollte man bei erbrechenden Magersüchtigen bei der ärztlichen Untersuchung das Kreatinin und den Harnstoff bestimmen.

Bezüglich Fettstoffwechsel werden übereinstimmend erhöhte Cholesterinwerte referiert. Nach Mordasini sind die Triglyzeride am oberen Normbereich. Über die Genese der Hypercholesterinämie ist nichts Sicheres bekannt, insbesondere soll kein signifikanter Zusammenhang mit dem Untergewicht bestehen. Es wird eine fastenbedingte Stoffwechselstörung diskutiert.

Alle Forscher berichten über eine Hyperkarotinämie. Von einzelnen Autoren wird dabei über eine reversible Stoffwechselstörung von Betakarotin und Vitamin-A-Vorstufen gesprochen. Eine fastenbedingte Stoffwechselstörung wird ausgeschlossen. Alle Autoren stimmen darin überein, daß die Hyperkarotinämie im wesentlichen eine Folge einer besonderen Diät, d. h. vermehrter Einnahme von Salaten, Karotten usw., ist.

5. Endokrine Befunde

Die Auffassung von Simmonds, daß die Magersucht Ausdruck einer Hypophysen-insuffizienz ist, gehört der Geschichte an. Dennoch ist es wichtig, sich Gedanken über die endokrinen Veränderungen bei der Magersucht zu machen. Neuere Forschungen haben ergeben, daß einige der endokrinen Parameter bei der Magersucht verändert sind. Es konnte auch aufgezeigt werden, daß diese endokrinen Veränderungen sowohl bei Magersüchtigen wie auch bei gesunden Menschen, welche über längere Zeit fasten, identisch sind. Die endokrine Lage eines Menschen hängt von der Ernährung, der Ernährungszusammensetzung, dem Ausmaß des Gewichtsverlustes, dem augenblicklichen Gewichtszustand und vom Umstand ab, ob eine Person beim Bestimmen der endokrinen Werte fastet oder nicht.

Kursorisch seien die wichtigsten endokrinen Veränderungen beim Fasten und bei der Magersucht erwähnt. Bei der Hypothalamus-Hypophysen-Gonaden-Achse nimmt das LH bei Abnahme des Gewichts unter 15 Prozent des Idealgewichts ein kindliches LH-Sekretionsmuster an. Es werden auch erniedrigte Werte vom Serum Östrogen/Testosteron-Spiegel gemessen. In der Hypothalamus-Hypophysen-Nebennierenrinden-Achse bestehen eine erhöhte Reaktion auf das ACTH, ein erhöhtes Plasmakortisol, ein pathologisches 24-Stunden-Plasmakortisol-Sekretionsmuster, eine mangelnde Dexamethasonsuppression, eine erhöhte Kortisolproduktionsrate und ein verzögerter Kortisolkatabolismus. In der Hypothalamus-Hypophysen-Schilddrüsen-Achse hat das TRH einen verzögerten Effekt auf das TSH, der TSH-Spiegel ist normal oder erhöht. Das TRH hat einen stärkeren Effekt auf das T_3. Der mittlere T_3- und T_4-Spiegel ist vermindert, dagegen das serumreverse T_3 vermehrt. Von den anderen Hypophysenhormonen ist das Wachstumshormon normal oder erniedrigt, das Prolaktin und das antidiuretische Hormon normal. Dagegen ist die Fähigkeit, Wasser zu lassen, vermindert.

Zusammenfassung

Die Abmagerung ist bei der Magersucht sicher das spektakulärste Zeichen. Sie muß auch vorhanden sein, damit man von Anorexie sprechen kann. Doch ist sie nicht das magersuchtspezifische Symptom, weil sie auch bei anderen Krankheiten vorkommen kann. So muß die Abmagerung begleitet sein von charakteristischen psychischen Symptomen bzw. einem krankheitsspezifischen Verhalten des Kranken: hierbei sind seine Krankeitsverleugnung, seine Gewichtsphobie, seine Fehlwahrnehmungen von Hunger und Müdigkeit und sexuellen Gefühlen sowie seine versteckte oder offene Selbstwertproblematik zu nennen.

Die Magersucht in den verschiedenen Lebensabschnitten der Frau: Magersucht als Identitätskrise

Im weitesten Sinn des Wortes sind alle Krankheiten psychosomatisch, weil körperliche und seelische Momente bei ihnen allen mitschwingen. Bevorstehende Operationen oder erlittene Knochenbrüche sind ebenso von Ängsten, Erwartungen und Hoffnungen begleitet, wie depressive Verstimmungen, Angstzustände oder gar psychotische Zusammenbrüche körperliche Begleiterscheinungen haben. Trotzdem gibt es nach dem heutigen medizinischen Verständnis psychosomatische Erkrankungen im engeren Sinn. Bei ihnen können Ärzte klare körperliche Befunde erheben, doch führen die üblichen ärztlichen Behandlungsmethoden bald ins Abseits. Psychotherapeutische Hilfe muß beansprucht werden, damit der Patient eine tiefergehende Veränderung, eine Neuorientierung seines Lebens und eine Umstimmung vornehmen kann. Zu den engeren psychosomatischen Erkrankungen gehören: das Magen- und Zwölffingerdarmgeschwür, die Colitis ulcerosa (Entzündung des Dickdarms), der Morbus Crohn = Ileitis terminalis (Entzündung am Ende des Dünndarms und am Anfang des Dickdarms), die Migräne, das Asthma bronchiale (Lungenasthma), die Polyarthritis und eben die Anorexia nervosa. Daß es sich bei der Magersucht um eine psychosomatische Krankheit handelt, ist in der Fachliteratur unbestritten.

Worauf wollen Magersüchtige durch ihre erbarmungswürdige Abmagerung hinweisen?
»Leiben« ist ein Sprechen durch den Körper, ohne verlautbares Reden. Man sollte Magersüchtige »leibend« sprechen lassen, den sprechenden Leib nicht zum Körper degradieren, dem man nur Kalorien zuführen muß. Daß der Ernährung bei Magersüchtigen in der Therapie eine zentrale Rolle zukommt, ist unbestritten. Doch sollte das so taktvoll geschehen, daß die Leibsprache der Magersüchtigen nicht verstummt und daß es nicht zur Ausbildung einer Bulimia nervosa, die häufig die schweigsamere Schwester der Magersucht ist, kommt.

Was verbirgt sich hinter der Abmagerung, der Amenorrhö (Ausbleiben der Regel), der Verstopfung und den verschiedenen vegetativen Beschwerden? Was führt Magersüchtige dazu, daß sie Hunger, Müdigkeit und sexuelle Gefühle nicht spüren oder nicht zu spüren vorgeben? Warum versuchen sie, wie raumlose, asketische und gefügige Wesen zu erscheinen – die sich unversehens in kämpfende, vertrotzte Menschen verwandeln können? Was hat ihnen ihr Selbstvertrauen so gründlich genommen, daß sie durch verpanzerte äußere Pseudosicherheit zum eigenen Unwertgefühl nicht stehen dürfen? Warum sind sie so vom Schlankheitsideal besessen und geraten in höllische Panik, wenn sie nur geringfügig an Körpergewicht zugenommen haben? Man könnte noch eine lange Reihe von Fragen anfügen, und das Fragen hätte kein Ende. Zu jeder dieser Fragen gäbe wohl jede Magersuchtkranke die ihr entsprechende Antwort. Die je eigene Wahrheit jedes einzelnen Menschen käme so zum Vorschein. Und diese Wahrheiten sind recht verschieden. Wir können eine Weile horchen, was sie uns redend oder leibend zu sagen haben. Die 16jährige Erika lebt durch die Magersucht ihren pubertären Freiheitsdrang aus, ihren Kampf um Eigenständigkeit, um im tiefsten doch von den zerstrittenen Eltern erzieherischen Halt, Geborgenheit und Beschneidung ihrer Grenzen- und Maßlosigkeit zu erwarten. Irene zeigt eine mimosenhafte Sensibilität und hungert nach wortlosem Verständnis. Alice ist so vom Aufopferungswillen für die zerstrittenen Eltern, für das Elend der Welt erfüllt, daß sie nur für die anderen, nicht aber für sich selber oder aus sich selber zu leben versteht. Madeleine wird in der fernen Stadt dermaßen von Heimweh, von Verlassenheitsängsten geplagt, daß es sie wieder zur Mutter, quasi in deren Schoß zurückzieht. Sehr viele Magersuchtkranke leiden wie Margrit unter dem bohrenden Gefühl des eigenen Unwerts, der eigenen Wert- und Inhaltslosigkeit, gleich einer leeren Hülle ohne Kern und Inhalt. Andere sind wie Brigitte von Eifersucht auf die attraktivere, allseits bewunderte Schwester und den von den Eltern stets vorgezogenen jüngsten Bruder erfüllt. Bei vielen zeigt sich wie bei Anna eine offene Ablehnung der zu dominanten, zu überfürsorglichen Mutter, die zudem noch zu dick ist. Andere nehmen wie Theresa ständig Abführmittel, um sich so, quasi als gerechte Bestrafung, Darmkrämpfe und Durchfall zuzufügen. Viele leben im Essen und in anderen Lebensbezügen ein völlig zwanghaftes und pedantisches Weltverhältnis aus. Einige sind so von Mißtrauen erfüllt, daß sie nur sehr vorsichtig, nicht ohne versicherndes Herummustern einem neuen Menschen begegnen und vertrauen dürfen. Selten »verkörpert« sich in der Magersucht so offen und so unverblümt die Todessehnsucht, der intensive Todeswunsch wie bei Nicole. Die Beispiele ließen sich noch lange fortsetzen, der variantenreichen Sprache der Magersüchtigen könnte man noch lange lauschen. Man könnte gar ein ganzes Lehrbuch schreiben mit den verschiedensten psychiatrischen Krankheitsbildern, die alle bei verschiedenen Magersüchtigen anzutreffen sind.

Angesichts dieser vielfältigen Erscheinungen stellt sich unweigerlich die Frage, ob es einen gemeinsamen Wesenszug bei allen Magersüchtigen gibt. Ganz bescheiden will ich mit etwas so Einfachem anfangen, daß ich es fast nicht zu erwähnen wage. Alle von mir beobachteten Magersüchtigen befanden sich in einer Krise. Dieser Aussage muß der Einwand entgegengestellt werden, daß sich jeder Kranke in einer Krise befindet. Krise erwähne ich hier darum, weil Magersüchtige die Krise im wahrsten und ursprünglichsten Sinne »leiben und leben«. Das Wort Krise leitet sich von den griechischen Wörtern *krinein* und *krisis* her. *Krinein* bedeutet scheiden, trennen; urteilen, beurteilen und entscheiden. *Krisis* hat die Bedeutung Scheidung und Trennung, Streit und Kampf, Wahl und Auswahl, Beurteilung und Untersuchung, Ausgang und Entscheidung. So von der ursprünglichen Wortbedeutung hergeleitet, muß ein Mensch in der Krise sich vom beschwerlichen und geliebten Bisherigen trennen und scheiden, das neu auf ihn Zukommende beurteilen und auswählen, um sich schließlich für diesen oder jenen weiteren Weg zu entscheiden. Krise ist somit der Weg, der bei der Trennung vom Alten anfängt, sich kämpferisch mit dem Neuen auseinandersetzt und sich schließlich für diese oder eine andere Möglichkeit entscheidet. So verstanden ist Krise gleichzeitig Chance und Gefahr. Ob man die nötige Kraft hat, die Krise zu überstehen, ob man die richtige Wahl getroffen, sich für den richtigen Weg entschieden hat, sind alles offene Fragen in der Krise. Scharfetter drückt das so aus: »Die Krise ist dem Wesen nach ein Wendepunkt, der die

Möglichkeit des Gedeihens zur Selbsteinsicht, Festigung, Toleranz, Reife genauso enthält wie die zum Versagen und Verkümmern.« Alle von mir gesehenen Magersüchtigen befanden sich in einer so verstandenen Wende.

Daß Magersüchtige mit ihrer ganzen Existenz in einer Krise sind, versteht sich schon aus ihrer äußeren Erscheinung. Das kommt auch durch die Tatsache zum Ausdruck, daß ihre Krise in Einzelfällen bis zum bitteren Ende, dem unausweichlichen Tod, führen kann. Wenn eine Krise die ganze Existenz umfaßt, sagt man im herkömmlichen Sprachgebrauch, es handle sich um eine Identitätskrise.

Was bedeutet das modische Wort Identität?

Identität leitet sich vom lateinischen *idem* ab, was im Deutschen das gleiche, dasselbe bedeutet. Identität hat also etwas mit dem zu tun, das mit sich selber dasselbe ist. Was ist nun aber bei einem Menschen das, was ihn zu sich selber macht? Man kann das wohl als das Selbstsein bezeichnen. Wenn ein Mensch aus sich selber lebt, in seinem Selbstsein Selbstvertrauen und Selbstsicherheit hat, sagt man, er habe ein gutes Selbstgefühl, eine stabile Identität.

Dieses »eigentliche Selbstsein« schuldet der Mensch seiner eigenen Existenz. Zur Entwicklung des eigentlichen Selbstseins gehört nach Hicklin (ein Schweizer Psychiater) die Besinnung auf das Eigene, das Stehen zum Eigenen, das Vertrauen und Verwurzeltsein im Eigenen, das Wissen um die eigenen Grenzen und Möglichkeiten, die innere Annahme sowohl des Eigenen wie des anderen. »Einem in diesem Sinn verstandenen eigentlichen Selbstsein entspricht die Gestimmtheit eines guten, in sich zufriedenen (nicht selbstzufriedenen), verläßlichen und sich durchhaltenden Selbstwertgefühls.« Wer das eigentliche Selbstsein in dieser Art entwickelt hat, lebt eine stabile, aber nicht starre Identität, die auch im weiteren Leben wandelbar ist. Das eigentliche Selbstsein hat es nicht nötig, ständig sein Territorium zu verteidigen, um sich so von den andern abzuheben. Es ruht in sich und ist nicht ständig auf Mitmenschen angewiesen, die ihm Halt, Sicherheit und Vertrauen geben sollen.

Wenn wir also im folgenden von »Identitätskrisen« sprechen, meinen wir die Krisen des eigentlichen Selbstseins. Die Krisen des Selbstseins entsprechen etwa auch dem, was in der Psychoanalyse Erikson die persönliche oder Ich-Identitätskrise nennt. Er gebraucht diese Begriffe in verschiedener Bedeutung, um so verschiedene Phänomene zusammenfassen und untersuchen zu können.

Alle Magersuchtkranken, die ich behandelte, waren in einer Krise ihres »eigentlichen Selbstseins«. Obwohl nach der Literatur etwa jeder zwölfte Magersuchtpatient männlich ist, beschränke ich mich in meiner Darstellung auf Frauen, da alle meine Magersüchtigen Patientinnen waren.

Von den existentiellen Grundcharakteren her unterscheiden sich Mann und Frau nicht.

Wir leben heute in einem Zeitalter der Leistungsgesellschaft. Auch die Sexualität wird leistungsmäßig beurteilt. Frauen haben attraktiv zu sein und dem Schlankheitsideal zu entsprechen. Sie werden allzuoft zu sexuellen Objekten reduziert. Daß es unter diesen Umständen Probleme mit dem eigenen Frausein geben kann, braucht nicht besonders zu verwundern. Zu diesen Störungen tragen allgemeine gesellschaftliche Gegebenheiten, ein häufig verfehlter Erziehungsstil oder eine kalte, auf Vereinzelung und Leistung ausgerichtete familiäre Atmosphäre bei.

Nach meinen Erfahrungen mit magersuchtkranken Patientinnen beschränkt sich diese Krise des fraulichen Selbstseins nicht auf die Pubertät oder Adoleszenz, sondern kann auch in anderen krisenanfälligen Lebensabschnitten zur Ausbildung der Magersucht führen: Meine jüngste Patientin stand noch vor der Menarche (Beginn der Monatsblutung). Die Großzahl verdiente den verbreiteten Namen der Pubertätsmagersucht, drei Patientinnen entwickelten die Anorexie nach der Geburt des ersten Kindes. Eine Patientin wurde magersüchtig nach der Sterilisation mit 37 Jahren. Zwei Frauen reagierten nach eingetretenem Klimakterium mit einer Magersucht, und weitere drei gerieten im Alter von über 60 Jahren in eine Anorexie. Aufgrund dieser Befunde kann der Schluß gezogen werden, daß Magersucht wohl gehäuft in der Pubertät und Adoleszenz vorkommt, daß sie sich aber in allen krisenanfälligen Lebensabschnitten ausbilden kann. Das eben Gesagte soll anhand von Fallbeispielen beschrieben werden. Selbstverständlich sind dabei die äußeren Umstände aufgrund der ärztlichen Schweigepflicht abgeändert.

Die Magersucht der elfjährigen Monika und die Depression ihrer Mutter

Monika Lang war elfeinhalb Jahre alt, als sie von ihrer Mutter auf Anraten des Kinderarztes in meine Sprechstunde gebracht wurde. Sie kam widerwillig zu mir, sah den Grund des Besuchs nicht ein. Sie fühle sich wohl und zu einem Psychiater wolle sie sowieso nicht gehen. Das abgemagerte Mädchen machte einen vertrotzten, schüchternen und zerbrechlichen Eindruck. Einsilbig gab es Auskunft. Aus dem, was sie sagte, konnte ich mir zusammenreimen, daß sie widerwillig zu mir kam und ihre Krankheit verleugnete.

Im Gespräch mit der Mutter ergab sich, daß Monika bis vor einem Jahr besonders angepaßt gewesen war.
Sie war eine sehr gute Schülerin. Ein halbes Jahr vor der ersten Konsultation bei mir habe Monika begonnen, wiederholt über Übelkeit und Kältegefühle zu klagen, sie habe schlecht gegessen, habe jeweils nur im Mittag- und Abendessen herumgestochert, obwohl ihr die Lieblingsspeisen zubereitet worden seien. Morgens habe sie überhaupt nicht mehr gegessen. So war es nicht verwunderlich, daß Monika von 45 auf 37 Kilogramm abnahm. Als über Ostern bei Monika ein hartnäckiges Erbrechen einsetzte, erfüllte das die Mutter mit starker Sorge. Der konsultierte Kinderarzt fand bei der Patientin keinen pathologischen Organbefund. Auch ein kurzer Klinikaufenthalt brachte keine anderen Resultate zutage. In der Not konsultierte die verängstigte Mutter ohne großen Erfolg einen Heilpraktiker.
Monika hatte also einen beträchtlichen Gewichtsverlust erlitten und war stark untergewichtig (37 Kilogramm bei einer Körpergröße von 152 Zentimetern). Sie selber fühlte sich gar nicht krank und wollte auch keine Behandlung. Sie hatte auch nicht im Sinn, wieder an Gewicht zuzunehmen.

Als ich mit der Mutter allein sprach, erzählte sie mir, daß sie selber in einem sehr engen und harten Innerschweizer Milieu aufgewachsen war. Trotz guter Intelligenz durfte sie keinen Beruf erlernen und arbeitete bald nach Schulabschluß in Zürich als Kellnerin. Mit 20 Jahren lernte sie ihren späteren Ehemann kennen, den sie mit 22 Jahren heiratete. Die Ehe verlief sehr harmonisch und gut. Ihr entsprossen ein jetzt 16jähriger Sohn, eine 14jährige Tochter und eben die elfeinhalbjährige Monika. Am Ende der Schwangerschaft mit Monika wurde der Ehemann, der Lastwagenfahrer war, mit seinem Lastwagen von einem vorbeirasenden Zug erfaßt und starb am Unfallort. Die Mutter, hochschwanger, blieb mit den anderen zwei Kindern verwitwet zurück. Die Geburt verlief komplikationslos, und Monika kam gesund zur Welt. Frau Lang dagegen wurde schwer depressiv, konnte nicht schlafen und wurde durch den Hausarzt mit Tranquilizern und Antidepressiva behandelt. Trotz jahrelang anhaltender Depression wollte sich Frau Lang psychiatrisch nicht behandeln lassen. In ihrem abgelegenen Dorf seien nur die »größten Spinner« psychiatrisch behandelt worden, und so habe sie sich nie gefühlt.

In ihrer chronisch depressiven Stimmung fand Frau Lang Trost bei ihren Kindern, wobei sich Monika durch ihr feines Einfühlungsvermögen besonders hervortat. Sie begann sich zunehmend für das Wohl der Mutter verantwortlich zu fühlen. So entwickelte sich eine überaus enge Bindung zwischen Mutter und Tochter. Wenn die Mutter, was selten vorkam, an einer öffentlichen Veranstaltung teilnahm und abends etwas später heimkam, blieb Monika bis zu ihrer Heimkehr wach, denn sie hatte Angst, der Mutter könnte etwas zustoßen.

Der erste Anfall von Übelkeit und Kältegefühl trat auf, als die Mutter mit der älteren Schwester, die damals die Menarche hatte, einen Tagesausflug in die Innerschweiz unternahm. Ebenso kam es wiederholt zu Übelkeit, Kältegefühl und Eßverweigerung, als die Schule begann und Monika sich morgens von der Mutter trennen mußte. Diese Anfälle steigerten sich während des Winters und mündeten zu Ostern in ein starkes Erbrechen ein, wobei die Mutter zu Ostern wie an anderen Festtagen besonders depressiv war.

An der Diagnose einer beginnenden Anorexia nervosa
war eigentlich nicht zu zweifeln.
Dafür sprachen die starke Gewichtsabnahme durch Nahrungs-
verweigerung und das Erbrechen, die Weigerung, an Gewicht zuzunehmen, und die trotzige Krankheitsverleugnung. Der Hintergrund dieser beginnenden Magersucht lag meiner Auffassung
nach in der verstrickten Beziehung zwischen Tochter und Mutter. Monika wuchs in einem depressiven, lebensverleugnenden
Milieu auf. Sie fühlte sich dafür verantwortlich, daß die depressive Mutter Trost und Halt bei ihr fand. Monika konnte so nicht
unbeschwert ihre Kindlichkeit ausleben, sondern geriet in eine
angepaßte, für die Mutter unproblematische Helfer- und Trösterrolle. Als sie spürte, daß die ältere Schwester sich dem Erwachsenenalter – angezeigt durch die Menarche – näherte, geriet
sie selbst in eine Abwehrhaltung: Durfte sie denn erwachsen werden und die depressive Mutter ihrem eigenen Schicksal überlassen? Das Nein, mit dem sie sich selber antwortete, drückte sich
bald darauf in ihrem anorektischen Verhalten aus.

An diesen Überlegungen
richtete ich meine Therapiebemühungen aus.
Die Anorexie des Mädchens war in der Depression der Mutter
begründet. Es war klar, daß das Mädchen nur gesunden konnte,
wenn die Mutter ihre depressive Haltung aufgab. So mußte also
in erster Linie die Mutter behandelt werden. Doch zu Beginn der
Therapie machte ich einen verhängnisvollen Fehler. In der Beziehung zwischen Mutter und Tochter fiel mir die überfürsorgliche
mütterliche Schonhaltung auf, und ich forderte die Mutter zu
einem konsequenteren Verhalten der Tochter gegenüber auf. Ich
fand, sie solle ihrer Tochter nicht mehr speziell kochen, sie regelmäßig in die Schule schicken, und abends habe die Tochter ohne
Zeremoniell ins Bett zu gehen.
Zur zweiten Sitzung nach einem Monat erschienen Mutter und
Tochter enttäuscht und mit sichtlicher Vorwurfshaltung. Meine
Ratschläge hätten sich negativ ausgewirkt und Monika sei es
katastrophal ergangen. Sie habe schlechter gegessen, noch mehr
erbrochen und auch mehrere krankheitsbedingte Schulabsenzen
gehabt. Mich habe man wegen der Ferienabwesenheit nicht er-

reichen können, und in der Not hätte man deshalb wieder den Naturheilarzt aufgesucht. Doch auch dieser Besuch habe keinen Erfolg gezeigt.

Es war mir klar, daß es nur glücklichen Umständen zuzuschreiben war, daß beide noch einmal bei mir erschienen waren. Eine Kusine der Mutter war ebenfalls in meine Therapie gekommen, hatte dabei gute Erfahrungen gemacht und mich wärmstens empfohlen. Frau Lang gab auch unumwunden zu, daß es ihrer Kusine zuzuschreiben sei, daß sie und ihre Tochter ein zweites Mal bei mir erschienen seien.

Ich hatte, wohl unbedacht, den Erziehungsstil kritisiert und dadurch die Schuldgefühle der Mutter entfacht, die sich als Mutter disqualifiziert fühlte. Im zweiten Gespräch vertraute mir Frau Lang auch an, daß sie sich wegen ihrer Depression als schlechte Mutter fühle. Eine dem Leben so abgewandte Frau wie sie könne doch nicht kindliche Freude und kindliches Wachstum fördern. Daß ihre Kinder unter der depressiven Atmosphäre gelitten hatten, schien klar und konnte auch nicht in Abrede gestellt werden. Doch die beiden anderen Kinder hatten sich zu fröhlichen, gesunden und vitalen Jugendlichen entwickelt, wie ich in einer späteren gemeinsamen Familiensitzung feststellen konnte. Wenn also Frau Lang auch im Hinblick auf Monika ein schlechtes Gewissen hatte, so konnte sie doch mit Stolz auf die anderen Kinder blicken. So versuchte ich, Frau Lang zu stützen, indem ich ihre positiven Kräfte wie Treue, Zuverlässigkeit und Mütterlichkeit betonte. Zudem konnte man ihrer harten Lebenslage wirklich Verständnis entgegenbringen. Sie mußte einerseits den Tod ihres Mannes verkraften, andererseits drei Kinder ganz allein aufziehen.

Frau Lang taute sichtlich auf, als sie sich durch mich verstanden fühlte. So konnte ich ihr denn auch sagen, daß das anorektische Verhalten ihrer Tochter einer konsequenten erzieherischen Haltung bedürfe. Verwöhnung und Schonung seien in ihrer Lebenslage wohl verständlich und gut gemeint, doch führten sie sicherlich ins Abseits. Frau Lang war auch bereit, für die Tochter einen konsequenteren Rahmen einzuhalten. Den größten Teil der zweiten Sitzung verbrachte ich mit der Mutter allein. Dadurch wollte ich die erzieherische Kompetenz der Mutter stärken. Im abschließenden gemeinsamen Teil der zweiten Therapiesitzung ging ich auf das Mädchen ein, lobte seine einfühlsame, hingebungs- und verantwortungsvolle Haltung der Mutter gegenüber, gab ihm aber zu bedenken, daß die Mutter nun auch durch mich Hilfe bekäme. Es könne sich wieder vermehrt seinen Freundinnen, dem Spiel, der Schule und der geliebten Musik zuwenden. Monika sah das entspannte Gesicht der Mutter, willigte in meine Vorschläge ein, und beide gingen recht zufrieden von dannen.

In der nächsten Sitzung, nach einer Woche, waren Mutter und Kind wie verwandelt. Das Vertrauen der Mutter war gewonnen. Monika aß zunehmend ohne Widerrede, erbrach nur noch vereinzelt und hielt sich auch an einen besseren, von mir vorgeschlagenen Schlafrhythmus. In der Folge kam es kaum zu Schulabsenzen. Von einer sonst guten familiären Atmosphäre konnte ich mich in einer weiteren Familiensitzung vergewissern, als auch noch die zwei Geschwister mitkamen.

Anschließend wurden regelmäßig Psychotherapiegespräche mit der Mutter geführt. Gespräche, anfänglich kombiniert mit Antidepressiva, führten dazu, daß sich die depressive Stimmung der Mutter aufhellte und daß sie sich zunehmend dem Leben zuwandte. Sie nahm wieder alte Aktivitäten auf, machte Besuche bei Verwandten und Bekannten, betrieb regelmäßig Sport und nahm auch an Vereinsveranstaltungen teil.

Es war erfreulich zu sehen, wie das zurückgewonnene mütterliche Leben die Magersucht des Mädchens zum Verschwinden brachte.
Nur manchmal und vorübergehend, etwa an Festtagen oder bei Schulbeginn, fiel das Mädchen in das anorektische Verhalten zurück. Die Therapie dauerte insgesamt ein Jahr, wobei am Ende der Therapie der Zustand des Mädchens sich doch weitgehend stabilisiert hatte, die Mutter dagegen bei besonderen Anlässen (am Todestag des Mannes, an Festtagen u. a. m.) noch depressiv reagierte. Von ihren depressiven Phasen konnte sie sich jedoch schnell wieder erholen. Während der Therapie konnte sie sogar eine lose, freundschaftliche Beziehung zu einem Mann eingehen. Nach anfänglichem »anorektischem Protest« hatte auch Monika gegen den Freund der Mutter nichts einzuwenden.

Charakteristisch für die Krankengeschichte Monikas ist es, daß ihr anorektisches Verhalten auftrat, als die ältere Schwester menstruierte. Die Menstruation der Schwester hatte sie wohl als Zeichen dafür aufgefaßt, daß sie nun selber bald erwachsen würde. Da Monika in überfürsorglicher Weise mit der Mutter verbunden war, weigerte sie sich, erwachsen zu werden und die Trösterrolle gegenüber der Mutter aufzugeben. Als die Mutter durch mich psychotherapeutische Hilfe erhielt und zunehmend aus ihrer depressiven Verstimmung herausfand, konnte Monika in ihr unbeschwertes Kindsein zurückkehren und ihr anorektisches Verhalten zunehmend aufgeben. Sie ging wieder ganz in den kindlichen Bezügen des Spielens, des Musizierens und des freundschaftlichen Verbundenseins mit ihren Freundinnen auf. So hatte sie es nicht mehr nötig, ihr falsches Selbstsein in der Magersucht »zu leiben«. In therapeutischer Hinsicht konnte ich erfahren, daß eine feinfühlig empathische Art der Mutter gegenüber sich aufdrängte. Mein anfänglich zu forsches und direktes Vorgehen hätte die Therapie fast zum Scheitern gebracht.

Magersucht während der Pubertät und der Adoleszenz

Es ist unbestritten, daß die meisten Anorexiekranken während der Pubertät oder der Adoleszenz erkranken. Auch in meiner Praxis sind die meisten Magersucht-Patientinnen zwischen 15 und 25 Jahre alt. Mit einigem Recht spricht man deshalb von Pubertätsmagersucht. Es sei hier auf die am Anfang des Buches beschriebene magersüchtige Judith hingewiesen, die in ihrem Streben nach Autonomie und jugendlichem Selbstsein und in ihrem Ablösungsprozeß aus der konfliktreichen Ehe der Eltern in eine schwere Magersucht geriet. Sie kann als gutes und repräsentatives Beispiel für viele andere jugendliche Magersüchtige gelten.

Was geschieht in der Pubertät und Adoleszenz,
daß diese Zeit so krisenanfällig ist?

Pubertät kommt vom lateinischen *pubertas*, was Geschlechtsreife
bedeutet. Die Pubertät ist also die Zeit der eingetretenen Geschlechtsreife mit ihren körperlichen und geistigen Veränderungen. Sie beginnt mit der Menarche (erste Menstruation der Frau)
oder Ejakularche (erster Samenerguß beim Mann). Der Pubertät
geht die vorpuberale Phase voraus, die in die erste und zweite pu-
berale Phase einmündet. Die Pubertät dauert beim Mädchen in
der Regel vom 11. bis 16., beim Knaben vom 12. bis 17. Lebensjahr. Die anschließende Zeit der endgültigen Reifung bezeichnet
man als die Adoleszenz (Adoleszenz = der Aufwachsende, der
Jüngling, die Jungfrau), welche beim Mädchen vom 16. bis 20.,
beim Knaben vom 17. bis zum 21. Lebensjahr dauert.

Während der Pubertät und in der Adoleszenz kommt es zu
verschiedenartigen existentiellen Veränderungen. Pubertierende
müssen mit der Ausreifung der Geschlechtsorgane und mit dem
Auftreten der sekundären Geschlechtsmerkmale fertigwerden.
Andererseits haben sie sich während der Jugendzeit zunehmend
von den elterlichen Werten zu trennen und sich von ihnen abzulösen. Sie nehmen das eigene leibliche Wachstum wahr, aber
auch die Entwicklung eigener geistiger Fähigkeiten. So heben sie
sich gern großspurig von den Eltern ab, um dann in ihrer ver-
steckten Kindlichkeit doch wieder gerne in die elterliche Geborgenheit, in den »Mutterschoß« zurückzukehren. Im Loslösungs-
prozeß zeigen sich nicht selten Autoritätskrisen, wobei gegen die
Eltern protestiert wird, indem Jugendliche von zu Hause weg-
laufen und sich beispielsweise ins Drogenmilieu begeben. Beim
Jugendlichen geht es zudem um die Entwicklung eines eigentlichen Selbstseins. Jugendliche können sich großartig und gran-
dios vorkommen, um sich dann unversehens nichtig und unwert
zu fühlen. Es geht um die Auseinandersetzung mit dem Selbstwertgefühl, wobei sich aus dieser Auseinandersetzung ein stabiles
eigentliches Selbst oder, um es modisch zu sagen, eine stabile
Identität heranbilden soll. Diese sogenannte Selbst- bzw. Identitätsfindung kann mit verschiedenen Störungen einhergehen. Es
treten depressive Verstimmungszustände auf, psychogene Anfälle, Entfremdungserlebnisse, Adoleszentenkrisen oder auch Eß-

störungen. Schließlich müssen Jugendliche die neu erwachte Sexualität integrieren. Dabei kann es zu einer großen Palette sexueller Störungen kommen.

Wenn Jugendliche in diesem schwierigen Prozeß zu wenig von den Eltern unterstützt werden, Probleme mit Freunden oder Kollegen haben, Schwierigkeiten in der Schule oder beim Einstieg in den Beruf entwickeln, können sich unter anderen krankhaften Störungen, vor allem bei Mädchen, die Magersucht oder auch die Bulimia nervosa entwickeln. Gerade in der Phase der Pubertät und Adoleszenz drückt sich augenscheinlich aus, daß die Magersucht eine Krise des eigentlichen Selbstseins, der Selbstfindung und des Selbstverständnisses des jungen Menschen ist.

Enttäuschte Liebe:
Magersucht bei einer 27jährigen Frau

Immer wieder begegnet man in der Praxis jungen Frauen, bei denen die Magersucht nach einer Liebesenttäuschung einsetzt. Man kann hier die Magersucht wohl als leiblichen Ausdruck der Liebesenttäuschung und des damit einhergehenden Zusammenbruchs des weiblichen Selbstgefühls, aber auch als angstvolle Flucht vor weiteren enttäuschenden Männerbeziehungen betrachten.

Als Beispiel hierfür sei die 27jährige Odette erwähnt, mit der ich während eineinhalb Jahren eine analytisch orientierte Psychotherapie durchführte. Sie wuchs in einem wohlbehüteten Milieu auf, wenn sie auch zeitlebens eine angespannte Beziehung zum kalten, leistungsbezogenen und arbeitsamen Vater hatte, der ein Baugeschäft führte. Odette wurde Krankenschwester und schloß die Ausbildung ohne Probleme und Schwierigkeiten ab. Zwei Jahre danach lernte sie Gerhard, einen erfolgreichen Juristen, kennen. Mit ihm zog sie bald in eine gemeinsame Wohnung. Sie hätte den Freund gern geheiratet, aber Gerhard wollte sich nicht binden. Nach dreijährigem Zusammenleben trennte er sich von ihr. Odette brachte nie in Erfahrung, warum Gerhard die Beziehung eigentlich aufgelöst hatte. Gerhard war zu einer klärenden Aussprache nicht bereit. So kam sich die Patientin in der Folge als Frau völlig wertlos vor. Worin hatte sie dem Geliebten nicht gefallen: War sie zu unattraktiv (Odette war in Wirklichkeit eine sehr schöne Frau), war sie bei einer Körpergröße von zirka 170 Zentimetern mit ihren 60 Kilogramm zu dick, oder reichten gar ihre geistigen Fähigkeiten nicht aus, dem anspruchsvollen Juristen zu genügen? Ihre Gedanken kreisten um die immer gleichen Fragen. Odette wurde depressiv, zog sich in die Isolation zurück, um dann in einer späteren Phase bei Festen, beim Tanzen und beim Alkohol Abwechslung und Zerstreuung zu finden. Doch ließ sie sich nie mehr auf eine nähere Männerbekanntschaft ein. Um vom ganzen Elend Abstand zu bekommen, gab sie mit 24 Jahren ihre Stelle als Krankenschwester auf und machte einen Sprachaufenthalt in Frankreich. Sie litt unter Heimweh und nahm in Frankreich erst einmal zu. Da sie sich nun zu dick vorkam, begann sie eine Abmagerungskur. In den folgenden Monaten hielt sie sich strikt an die von ihr ausgewählte Diät, betrieb im Übermaß Aerobic und nahm Abführmittel. So wollte sie ihre Idealfigur erreichen und nahm denn auch sukzessive bis auf 42 Kilogramm ab. Das Abnehmen erlebte sie bald sehr lustvoll, war auch sichtlich stolz auf die eigene Disziplin. Die Menstruation hatte nicht erst seit der Gewichtsabnahme, sondern schon nach der Trennung vom Freund aufgehört. Als sie von Frankreich nach Hause zurückkehrte, waren ihre Angehörigen sehr besorgt um sie, doch Odette nahm auch zu Hause noch weiter auf 39 Kilogramm ab. Auf Druck der Angehörigen kam dann die Patientin in meine Behandlung.

Odette zeigte das klassische Bild der Magersucht: starke Abmagerung, Amenorrhö, Gewichtsphobie, stark angeschlagenes Selbstwertgefühl und teilweise Krankheitsverleugnung. Nach vielen »Wenn und Aber« war sie bereit, eine analytisch orientierte Therapie zu beginnen.

Es kann hier nicht die ganze Therapie beschrieben werden. Wir beschränken uns auf den Aspekt, daß die Patientin nicht mehr fähig war, sich in nähere Beziehungen mit Männern einzulassen. Das kam sowohl im Wachleben als auch in den Träumen zum Ausdruck. Immer wieder hatte sie den stereotypen Traum, daß sie von einem Mann verfolgt wurde und daß dieser sie körperlich mißhandelte. Sie träumte aber auch, daß Terroristen in ihr Haus eindrangen und von ihr Geld und andere Habseligkeiten erpreß-

ten. Die Träume gingen sogar bis zum sexuellen Mißbrauch von seiten der Männer, wie folgender Traum zeigt:
»Ich werde von einem Mann für eine Arbeit angestellt. Er verspricht mir gute Arbeitsbedingungen und einen hohen Lohn. Doch ich bin maßlos enttäuscht, als ich merke, daß der Mann mich für die Prostitution angestellt hat. Ich fliehe, doch der Mann verfolgt mich, sucht mich an allen Ecken und Enden und findet mich.«

All diese Träume sprechen für sich.
Odette fühlt sich in allen Träumen von den Männern verfolgt, die hier als Folterer, Terroristen oder gar Zuhälter auftreten. Dem Folterer ist das Opfer völlig ausgeliefert, wobei sich der Folterer an den Schmerzen des Opfers in sadistischer Art und Weise ergötzt. Die Terroristen verfolgen kompromißlos ihr Ziel, wer sich ihnen entgegensetzt, muß mit dem Tode rechnen. Die Zuhälter mißbrauchen Frauen, indem sie sie zu sexuellen Objekten degradieren, mit denen Geld verdient wird. Alle Träume zeigten also übereinstimmend die angstvolle, auf Mißtrauen und das Gefühl des Verfolgtseins gestimmte Beziehung Odettes Männern gegenüber. Da die Patientin so sehr an ihrem fraulichen Selbstsein zweifelte, sich darum auch nicht zutraute, den so boshaften Männern standhalten zu können, gingen die jeweiligen Kontakte zu Männern nicht über ein Flirten hinaus.
In der zweiten Therapiehälfte, als die Patientin zusehends mehr Selbstvertrauen gewann und sich als Frau wieder wertvoller fühlte, hörten diese Verfolgungsträume auf. Die mißtrauische und ängstliche Grundstimmung hatte sich in mehr Vertrauen sich selber und auch anderen Menschen gegenüber verwandelt. So konnte sie nun auch einen Teil ihrer eigenen perfektionistischen und pedantischen Lebenshaltung aufgeben. Es war interessant, daß gleichzeitig mit dieser Ausweitung ihrer mehr auf Vertrauen gestimmten Existenz auch »der Leib sich ausdehnte«. Hatte sie zu Beginn der Therapie kaum an Gewicht zugenommen, so pendelte sich ihr Gewicht gegen Ende der Therapie auf zirka 52 Kilogramm ein. Sie begann auch wieder zu menstruieren.

In der Krankengeschichte von Odette fällt auf, daß sie von Kindheit an eine eher negativ gestimmte, ängstliche Beziehung zu Männern hatte. Ihren Vater fürchtete sie, erlebte ihn zeitlebens als arbeitsamen, mißmutigen, griesgrämigen und zu keiner positiven Gefühlsregung fähigen Menschen. So entwickelte sie eine eher auf Angst und Mißtrauen gestimmte Beziehung zu Männern. Als sie dann noch vom innigst geliebten und auch idealisierten Freund verlassen wurde, verlor sie ihr Selbstvertrauen, ihr eigentliches Selbstsein. Ängste und Mißtrauen gegenüber Männern, Ängste aber auch vor zukünftigen Liebesenttäuschungen und auch Heimweh führten dazu, daß sich eine Magersucht entwickelte. Die Geschichte von Odette findet man bei Magersüchtigen und noch viel mehr bei Bulimikerinnen recht häufig. Liebesenttäuschungen, vermeintliche oder wirkliche Zurücksetzung von seiten der Männer können eine Magersucht oder eine Bulimia nervosa auslösen.

Magersucht nach der Geburt eines Kindes: das abgelehnte Muttersein

Schwangerschaft, Geburt, Wochenbett und die Zeit des frühen Musseins sind für viele Frauen eine krisenanfällige Zeit. Wohl gibt es auch während der Schwangerschaft psychische und psychosomatische Störungen: Es sei an die Hyperemesis gravidarum (starkes Schwangerschaftserbrechen) oder an den Spontanabort erinnert. Die meisten Frauen jedoch werden durch eine erwünschte Schwangerschaft in ihrem Selbstwertgefühl gestärkt und erleben die Schwangerschaft oft in gehobener Stimmung und haben selten seelische Probleme. Bedeutend anders sieht das im Wochenbett aus oder gar nach der Entlassung der jungen Mutter aus dem Krankenhaus. Im Wochenbett können die – sehr seltenen – Wochenbettpsychosen auftreten. Sie werden etwa bei einer von tausend gebärenden Frauen festgestellt. Dagegen trifft man den sogenannten »Jammertag« bei zirka der Hälfte der Frauen an. Er geht mit einer leicht depressiven oder besser gesagt einer traurigen, fast feierlichen Stimmung einher, vergleichbar der Stimmung, welche sich nach bestandenem Examen einstellt. Er könnte in einem doppelten Verlust begründet liegen: im leiblichen Verlust des geborenen Kindes und im Verlust schönster Schwangerschaftsphantasien, die nun durch die häufig harte Realität mit ihren Beschwernissen eingeholt werden. Wie der Name sagt, dauert diese Verstimmung in der Regel einen Tag lang. Klinisch bedeutsamer sind die sogenannten postnatalen Depressionen, die in der Regel drei bis vier Wochen nach der Geburt oder noch später auftreten. Der Name »postnatale Depression« wird in psychiatrischen Büchern nicht oder kaum erwähnt. Es wird betont, daß durch den Begriff der postnatalen Depression allzusehr der zeitliche Zusammenhang mit der Geburt, mit dem Wochenbett hervorgehoben würde und daß man prädisponierende Faktoren außer acht ließe. Trotzdem scheint mir aufgrund meiner eigenen klinischen Erfahrungen der Begriff »postnatale Depression« gerechtfertigt, weil depressive Verstimmungen kurz nach dem Wochenbett oder im Zeitabschnitt der frühen Mutterschaft sehr häufig sind. Diese depressiven Verstimmungen passen nicht ins landläufige Klischee der glücklichen Mutter, darum verbergen die betreffenden Frauen ihre depressive Verstimmung und beanspruchen ärztliche und psychiatrische Unterstützung meistens sehr spät. Es versteht sich von selbst, daß bei der Entstehung dieser depressiven Zustände verschiedene prädisponierende, persönliche Faktoren eine Rolle spielen, daß aber auch biologische und emotionale Veränderungen wichtig sind, die mit Geburt, Wochenbett und Mutterschaft zusammenhängen. Es ist hier nicht der Ort, detailliert auf die postnatale Depression einzugehen, doch sei erwähnt, daß es nach der Geburt zu einem Hormonsturz kommt (Absinken von Progesteron, Östrogenen, Schilddrüsenhormon und Nebennierenrindencorticoiden). Dieser Hormonsturz hat neurobiologische Auswirkungen auf die Neurotransmittersysteme, von denen die wichtigsten für die Entstehung der Depression das Serotonin- und Noradrenalinsystem sind. Neuroendokrine Veränderungen prädisponieren zu depressiver Verstimmung. Dazu kommt, daß die junge Mutter dem Muttersein häufig zunächst nicht gewachsen ist. Eventuell kam die Schwangerschaft überraschend, und die junge Mutter ist emotional noch ganz Tochter der eigenen Mutter oder vielleicht noch ganz Berufs- und Karrierefrau. Möglicherweise entstehen Probleme mit dem Ehemann, der die Frau nun mit dem Kind zu teilen hat und sich seinerseits mit dem Vatersein schwertut. Wenn Frauen vor der Geburt berufstätig waren, stellt sich die Frage nach der Berufsaufgabe. Wird der Beruf aufgegeben, kann dies mit einem Prestigeverlust einhergehen. Zudem verliert die junge Mutter die finanzielle Unabhängigkeit, was nicht selten zu Abhängigkeitsängsten führt. Wegen Zeitmangels muß ein liebgewonnener Freundeskreis aufgegeben werden. Die junge Mutter verliert also viele Freiheiten, und oft entstehen daraus ambivalente Gefühle gegen die Mutterschaft, das Kind und möglicherweise auch gegen den Ehemann.

Eine Frau, die perfektionistisch und zwanghaft ist, läuft Gefahr, durch die Geburt, die nicht immer so ideal abläuft wie vielleicht geplant, durch das Stillen, die Pflege des Säuglings oder der Kleinkinder überfordert zu werden. Genügt sie dem hochgesteckten Mutterideal, das jetzt durch die Wirklichkeit so arg gebeutelt wird? Perfektionismus kann dann dazu führen, daß die postnatale Depression in eine chronische Erschöpfungsdepression übergeht. Auf deren Bedeutung für die Mutter und das Kleinkind hat der Basler Kinderpsychiater M. Merz hervorragend hingewiesen. Die junge Mutter steht aber auch in einem Loyalitätskonflikt. Sie sollte gleichsam die ideale Mutter für ihr Kind, aber auch hingebungsvolle und attraktive Geliebte ihres Mannes sein. Sie soll dem Klischeebild der glücklichen Mutter vor Verwandten, Familie, Berufskollegen und der gesamten Gesellschaft genügen. Daß die junge Mutter durch all diese Faktoren überfordert sein kann, erstaunt eigentlich nicht.

Den bisherigen Ausführungen kann man entnehmen, daß die gesamte Existenz und damit auch das leibliche Selbstverständnis und Selbstsein durch die Geburt eines Kindes und das Dasein als junge Mutter in Frage gestellt werden. Somit verwundert es nicht, daß es in diesem Zeitabschnitt bei einzelnen Frauen auch zur Ausbildung schwerer Eßstörungen (Anorexia und Bulimia nervosa) kommen kann. Von meinen Patientinnen entwickelten nach der Geburt eines Kindes drei Patientinnen eine klassische Magersucht, vier weitere eine Bulimia nervosa. Dabei wurden untergewichtige Frauen mit postnataler Depression oder Erschöpfungsdepression differentialdiagnostisch ausgeschieden.

Magersucht nach Sterilisation
bei einer 37jährigen Frau

Daß es nicht so einschneidender Lebensabschnitte wie der Pubertät, der Schwangerschaft, der beginnenden Mutterschaft bedarf, um eine Magersucht zu entwickeln, das zeigt das Fallbeispiel von Frau Brunner, die ich in einem St. Galler Krankenhaus untersucht habe. Sie war eine mittelgroße brünette Frau, trat mir gehemmt, schüchtern, voller Nervosität und Spannung gegenüber. Sie wisse eigentlich nicht, was ein Psychiater bei ihr wolle, sie fühle sich seelisch gesund. Mit 35 Kilogramm habe sie nun das Gewicht, daß sie sich wünsche, fügte sie hinzu. Wegen einer Lungenentzündung sei sie ins Spital gekommen. Von sich aus hätte sie die Krankheit zu Hause auskuriert, doch ihr Mann und der Hausarzt hätten ein Machtwort gesprochen.

Trotz ihres Widerstandes gab sie mir dann aber doch eingehendere Auskunft. Sie war in einem kleinen Dorf aufgewachsen, wo ihre Familie immer eine gewisse Außenseiterrolle einnahm. Die Mutter stammte aus einer anderen Gegend, konnte deshalb im besagten Dorf kaum Fuß fassen und neigte zeitlebens zu depressiven Verstimmungen. Auch die Patientin entwickelte das Gefühl, von den Mitmenschen nicht angenommen zu werden und eine Außenseiterin zu sein. So entwickelte sie sich zu einer selbstunsicheren Frau, wobei die schlechten Schulleistungen dem Selbstwertgefühl ebenfalls abträglich waren. Sie lernte keinen Beruf, arbeitete als Hilfskraft in einem Schuhgeschäft. Mit 19 Jahren heiratete sie und mit 20 Jahren wurde sie Mutter einer Tochter. Die Schwangerschaft war schwierig; sie erbrach bis in den achten Schwangerschaftsmonat. Auch die Geburt, die sehr lange dauerte und sehr schmerzhaft war, wurde für diese Frau ein schweres Trauma, das sie nicht überwinden konnte; so wollte sie keine weiteren Kinder, obwohl der Kinderwunsch weiterbestand. Die Antibabypille vertrug sie schlecht, natürliche Verhütungsmittel waren unsicher, weil sie einen unregelmäßigen Zyklus hatte. So wurde sie elf Jahre später ungewollt wieder schwanger. Auch diesmal stand sie der Schwangerschaft mit Ambivalenz gegenüber: Einerseits freute sie sich, andererseits ängstigte sie sich vor den Schmerzen der bevorstehenden Geburt. Die Geburt verlief diesmal jedoch schnell und gut, und sie brachte einen Sohn zur Welt.

Für das Ehepaar Brunner war es an sich nun klar, daß es keine weiteren Kinder haben wollte. Doch auch der Sterilisation stand Frau Brunner sehr zwiespältig gegenüber. Wenn sich der Menstruationszyklus einmal verlängerte, fürchtete sie sich panikartig vor einer erneuten Schwangerschaft. Sie war dann aggressiv gegen ihren Mann, der sie nun vielleicht wieder geschwängert hatte. Dann wieder tat ihr ihr aggressives Verhalten leid, und sie schwor, sich sterilisieren zu lassen, wenn sie nur nicht schwanger sei. Doch diese Vorsätze verschwanden jeweils wieder bei eintretender Menstruation. Dieses ambivalente Verhalten konnte Herr Brunner mit der Zeit trotz seiner Gutmütigkeit nicht mehr ertragen. Nach sechs Jahren drängte er auf Sterilisation. Diese mutete er nicht unbedingt seiner Frau zu, sondern wollte sich selber sterilisieren lassen. Nach der Operation fühlte sie sich aber unglücklich und »unvollständig«. Vor der Entbindung war sie immer normalgewichtig gewesen (60 bis 65 Kilogramm bei einer Körpergröße von 165 Zentimetern) – nun wurde sie depressiv und nahm schnell an Gewicht ab. Nach zwei Monaten wog sie nur noch 50 Kilogramm. Sie hatte nun ein »neues liebes Kind«, einen neuen Lebenssinn gewonnen. Dabei entpuppte sie sich als wahre Hungerkünstlerin. Sie trank viel Wasser, aß zwischendurch einen Apfel und abends einen Joghurt. Je besorgter die Blicke der Umgebung wurden, um so mehr triumphierte sie über ihre ungeheure eigene Leistung. Als sie nach zirka einem Jahr auf 35 Kilogramm abgemagert war, bekam sie eine Lungenentzündung und wurde ins besagte Krankenhaus eingewiesen.

Eine eingehende Psychotherapie wurde von der Patientin strikt abgelehnt. Der beigezogene Ehemann konnte dazu gebracht werden, daß er versprach, seine Frau erst nach Hause zu nehmen, wenn sie wieder 45 Kilogramm wiegen würde. Äußerlich paßte sich die Patientin dieser Forderung an, aß in den folgenden Wochen im Übermaß und hatte das verlangte Gewicht in fünf Wochen erreicht. Innerlich dagegen war sie trotz Gewichtszunahme die gleiche geblieben und lehnte nach wie vor psychiatrische Behandlung ab. Mit abgeheilter Lungenentzündung und einem Körpergewicht von 45 Kilogramm wurde sie nach Hause entlassen.

Der Hausarzt der Patientin hat mir später mitgeteilt, daß sie bald wieder an Körpergewicht abnahm und seither chronisch anorektisch ist.

In der Krankengeschichte von Frau Brunner fällt auf, daß sie sich in einer Außenseiterfamilie unter dem Einfluß einer verunsicherten, depressiven Mutter selbst zu einer unsicheren Frau entwickelte. Den jeweiligen Schwangerschaften stand sie ambivalent gegenüber. Wohl hegte sie einen starken Mutterwunsch, doch fürchtete sie sich im gleichen Maß vor den Schmerzen der Geburt, vor Krankheiten des Kindes und auch vor den belastenden Aufgaben der Mutterschaft. Diese starke Ambivalenz zeigte sich während der jeweiligen Schwangerschaften durch starkes Erbrechen an. Dieser Ambivalenz dem Schwanger- und Muttersein gegenüber ist es wohl auch zuzuschreiben, daß es nach der Sterilisation zur Ausbildung der schweren Magersucht kam. Der Verlust der Empfängnisfähigkeit verletzte Frau Brunner so, daß sie sich ganz in den Zustand des geschlechtslosen jungen Mädchens zurückzog. Andererseits konnte sie durch das Hungern sich und der Umgebung etwas von ihren Fähigkeiten und ihrer Willenskraft beweisen. Das Resultat war eine voll ausgebildete Magersucht, an deren Diagnose bei starker Gewichtsabnahme, Krankheitsverleugnung und Gewichtsphobie auch gar nicht zu zweifeln war. Vor allem aus Angst vor sozialer Disqualifikation und gesellschaftlichem Prestigeverlust stand sie einer psychiatrisch-psychotherapeutischen Behandlung ablehnend gegenüber. Ihr brüchiges Selbstwertgefühl erlaubte es ihr auch nicht, zu ihren existentiellen Problemen zu stehen, sich als krank zu betrachten und die angebotene Hilfe anzunehmen.

Magersucht in den Wechseljahren

Die Wechseljahre (Klimakterium) melden sich an, wenn der Menstruationszyklus unregelmäßig wird oder die Menstruation dann völlig ausbleibt. Hormonell hängen die Wechseljahre mit einer Funktionseinbuße der Eierstöcke zusammen, wobei die Konzentration der Östrogene und Gestagene abnimmt und als Folge davon die Gonadotropine (FSH) im Blut zunehmen. Die letzte Menstruation bezeichnet man als »Menopause«.

Die Wechseljahre können mit verschiedenartigen psychosomatischen Störungen einhergehen: Hitzewallungen, Schweißausbrüche, Herzklopfen und Herzjagen, Schwindel und Mißempfindungen (Parästhesien) treten häufig auf. Es kann aber auch zu einer nervösen, reizbaren und depressiven Stimmung kommen, die nicht selten von Schlaflosigkeit begleitet ist. Depressionen im Rückbildungsalter (ab zirka 45 Jahren) bezeichnet man als Involutionsdepressionen.

Die Wechseljahre, wie das Altern allgemein, werden oft schmerzlich erlebt. Altern heißt Abschiednehmen von jugendlicher Schönheit, von sexueller Attraktivität und auch von Leistungsfähigkeit. Die hormonell biologischen Veränderungen zeigen sich äußerlich in schlaffer Haut, in grauen Haaren und der Faltenbildung. Diese äußerlich sichtbaren Veränderungen, verbunden mit dem Aufhören der Menstruation, bedeutet für viele Frauen einen Zusammenbruch ihres bisherigen Selbstverständnisses und ihres Selbstwertgefühls. Besonders in unserer narzißtischen Leistungsgesellschaft können die Wechseljahre zu einer schweren psychischen Belastung werden. Die Frau muß nun auch von der Möglichkeit der leiblichen Mutterschaft Abschied nehmen. Leider sind unsere gesellschaftlichen Gegebenheiten nicht von der Art, daß sich ganz selbstverständlich an das leibliche Muttersein das geistige Muttersein anschließen könnte, wie es die Erfolgsschriftstellerin J. Onken propagiert.

In dieser Zeitspanne laufen auch viele Veränderungen im sozialen Bereich ab. Die erwachsenen Kinder lösen sich von den Eltern, der Ehemann hat in der Regel sein Berufsziel erreicht. Er stirbt vielleicht vorzeitig oder wendet sich einer anderen Frau zu. Die eigenen Eltern sterben. Eine Rückkehr in den angestammten Beruf ist für viele Frauen schwierig oder unmöglich. Nach einer eventuellen Scheidung können noch finanzielle Probleme hinzukommen.

Aufgrund diese Veränderungen können schwere Krisen auftreten. Einzelne Frauen versuchen, diese dadurch zu überwinden, indem sie aus der bisherigen Ordnung ausbrechen, Verpaßtes oder Ungelebtes in einem zweiten Frühling, in einer zweiten Pubertät nachzuholen versuchen. Viele andere werden depressiv und leiden unter psychosomatischen Störungen. Falls das frauliche Selbstsein ganz tief erschüttert ist, kann diese Erschütterung auch in einer Magersucht deutlich werden. Von meinen Patientinnen haben zwei während der Wechseljahre eine Magersucht entwickelt. Bei der einen haben das Abschiednehmen von der Jugend, die Trennung von den Kindern, der Tod der Eltern und eine gespannte Ehe zur Magersucht geführt.

Das Beispiel Hildegard Steng

Das Schicksal dieser Patientin wollen wir genauer anschauen. Hildegard Steng war 60, als ich sie im Krankenhaus zum erstenmal sah. Bei einem Gewicht von 35 Kilogramm (Körpergröße 155 Zentimeter) wurde sie durch den Hausarzt ins Krankenhaus eingewiesen. Im Gespräch mit mir war sie einsilbig und abweisend. Sie gab mir aber an, daß sie als Jüngste einer Großfamilie im Kreise von acht Geschwistern aufgewachsen war. In Hildegards Kindheit herrschten Kargheit und Armut. Als Jüngste der Familie wurde sie jedoch verwöhnt und entwickelte sich zu einer ängstlichen, gehemmten, eher schwächlichen und unselbständigen Frau. Nach Schulabschluß arbeitete sie teilweise in dem Landwirtschaftsbetrieb ihrer Eltern, teilweise als Hotelgehilfin. Niemals unterhielt sie eine ernsthafte Männerbekanntschaft. Sie war fleißig, arbeitsam und gewissenhaft; ihr Leben kreiste um die Eltern, den ledigen Bruder und um die Arbeit. Soweit sie angeben konnte, menstruierte sie normal bis ins Alter von 48 Jahren. Bis dahin hatte sie ein Normalgewicht von zirka 50 Kilogramm. In diesem Alter verlor sie kurz nacheinander ihre beiden betagten Eltern. Für Hildegard brach die Welt zusammen. Sie aß nicht mehr und nahm nach und nach während eines halben Jahres auf 38 Kilogramm ab. Die Menstruation setzte aus. Einen gewissen Halt gab ihr der einzige, ledige Bruder, mit dem sie zusammenwohnte. Die väterliche, verständige und einfühlsame Art des Hausarztes brachte sie damals wohl aus der depressiven Verstimmung heraus, doch verharrte sie in ihrem anorektischen Verhalten: Sie blieb weiter untergewichtig mit einem Durchschnittsgewicht von zirka 40 Kilogramm, wobei sie während der Mahlzeiten mit dem Bruder wenig oder nichts aß, sich dann aber zwischendurch mit Naschereien verpflegte.

therapie gegenüber der analytischen Einzeltherapie bei der Behandlung von Magersüchtigen hervor. Sehr bekannt ist zudem die Philadelphia-Gruppe um Salvador Minuchin mit dem Buch »Psychosomatische Krankheiten in der Familie«. Nach Auffassung Minuchins gibt es die Magersuchtfamilien, wobei deren typischen Merkmale Verstrickung, Konfliktvermeidung, Überfürsorglichkeit, Starrheit und die ungeordnete Hierarchie sind. Kritisch sei zu vermerken, daß die beschriebenen Merkmale nicht spezifisch für Magersuchtfamilien oder psychosomatische Familien sind, sondern daß sie für viele Familien in Krisensituationen zutreffen. Auch die Heidelberger Gruppe um Helm Stierlin und Weber mit dem Buch »In Liebe entzweit« ist weltbekannt. Sie beschreiben die Magersuchtfamilien als Bindungsfamilien: Bei diesen besteht eine enge Bindung über Generationen hinweg. Sie sind nach außen starr abgegrenzt, haben innerfamiliär offene Grenzen, vergleichbar einem Haus, dessen Zimmertüren offen sind, dessen Haustür dagegen verschlossen ist. Individuelle Bedürfnisse und Autonomiebestrebungen werden dem Familienwohl untergeordnet. Die familiäre Harmonie wird betont, Konflikten wird ausgewichen. Wichtig für diese Familien sind Opferbereitschaft, Leistungswille und Konformismus.

In meiner eigenen Arbeit konnte ich viele dieser Eigenheiten der Magersuchtfamilien beobachten, doch die »klassische Magersuchtfamilie« konnte ich nicht finden. Sowohl bei bulimischen wie bei kontrollierten Anorexiekranken kommen alle Familientypen vor. Die kontrollierten, nur fastenden, restriktiven Magersüchtigen zeigten ohne Ausnahme dem Essen, aber auch anderen Lebensbezügen gegenüber ein ausgesprochen zwanghaftes Verhalten. Bei ihnen spielte die Opferideologie eine große Rolle. Die bulimischen, erbrechenden Magersüchtigen waren meistens ausgeprägt narzißtisch gestört, was sich auch von Bulimiekranken sagen läßt. Sie wollten als selbstunsichere, perfektionistische, nach außen orientierte und aufs Schlankheitsideal fixierte Frauen imponieren.

Dementsprechend konnte man nur tendentiell bei fastenden Anorektikerinnen zwanghafte Bindungsfamilien beobachten, bei den bulimischen Magersüchtigen und Bulimiekranken dagegen narzißtisch gestörte, nach außen orientierte »Modellfamilien«.

Anna Hertig und Lucie Spring:
zwei Fälle von Magersucht im Alter

Zeitlebens war Anna Hertig eine gewissenhafte, pflichtbewußte und arbeitsame Frau. Mit ihrem Mann hatte sie in bescheidenen Verhältnissen fünf Kinder großgezogen. Sie verwöhnte die Kinder wie auch den Mann und betrachtete es als eine Selbstverständlichkeit, daß sie alle Hausarbeiten verrichtete und der Mann sich bedienen ließ. Als Frau Hertig mit 75 Jahren einen Altersdiabetes und Hüftschmerzen bekam, war sie dem Haushalt nicht mehr gewachsen. Das war der Anfang des Zusammenbruchs ihres weiblichen und mütterlichen Selbstverständnisses. Es wurde eine Haushaltshilfe angestellt, mit der sich die Patientin aber überhaupt nicht anfreunden konnte. Sie wurde depressiv, aß nicht mehr und nahm von 50 Kilogramm auf 35 Kilogramm ab. Mit diesem Gewicht und in deutlich depressiver Verstimmung wurde sie ins Krankenhaus eingewiesen. Auch bei Frau Hertig war wohl die depressive Verstimmung, nicht aber das Eßverhalten zu beeinflussen. Sollte sie sich noch etwas Gutes gönnen, da sie als Frau und Mutter völlig versagte?

Etwas anders hört sich die Krankengeschichte der 80jährigen Lucie Spring an. Sie war zeitlebens eine sehr frauliche, attraktive Dame gewesen. Wegen schwerer familiärer Schicksalsschläge wurde sie schwer depressiv und nahm bis auf 40 Kilogramm Körpergewicht ab. Auch bei ihr konnte eine gute Besserung der depressiven Verstimmung erreicht werden. Als es darum ging, wieder zuzunehmen, wehrte sie sich dagegen mit Händen und Füßen. Mit großem Geschick verstand sie es, daß weitere ärztliche Gespräche nicht um die Ernährung, sondern um ihren Stuhlgang kreisten, da sie abwechslungsweise unter Verstopfung oder Durchfällen litt. Es bestand auch ein erheblicher Abführmittelmißbrauch. Trotz ihrer 80 Jahre war Frau Spring in gleichem Maß auf ihre weibliche Attraktivität bedacht wie jüngere Frauen, die besessen einem Schlankheitsideal nacheifern. Durch den Spitalaufenthalt gewann sie zwar ihre Vitalität zurück, konnte aber eine Gewichtszunahme geschickt verhindern.

Beide Fälle illustrieren, daß magersüchtiges Verhalten auch vor dem Alter nicht haltmacht. Frau Hertig lebte durch ihre Magersucht den Verlust ihrer – wie sie es sah – mütterlichen Qualitäten aus, bei Frau Spring drückte das magersüchtige Verhalten das Streben nach dem Schlankheitsideal und nach Attraktivität aus. Daß man im Alter viele abgemagerte Patienten vorfindet, ist allseitig bekannt. Hier soll auch nicht suggeriert werden, daß ein solcher Zustand im Zusammenhang mit einer schweren senilen Demenz jeweils eine Magersucht sei. Selbstverständlich können auch Altersdepressionen zu Abmagerung führen, wobei jedoch die Abmagerung beim Verschwinden der depressiven Symptomatik in der Regel mit verschwindet. Von Magersucht im Alter spreche ich nur, wenn man bei den betreffenden Kranken das charakteristische psychopathologische Bild (Krankheitsverleugnung, Gewichtsphobie und gestörtes, zwanghaftes Verhalten der Nahrung gegenüber, den Zusammenbruch des Selbstvertrauens) vorfindet.

Zusammenfassung
Die Anorexia nervosa wird häufig mit der Pubertät in Zusammenhang gebracht. Darum spricht man von der Pubertätsmagersucht. Neben der Pubertät/Adoleszenz gibt es aber auch andere Lebensübergänge, welche mit Identitätsproblemen einhergehen können. Zu nennen sind die Heirat, das Mutterwerden, die Sterilisation, die Wechseljahre und auch das Alter. In all diesen Übergangszeiten kann die Magersucht auftreten, wenn auch die Zeit der Pubertät und Adoleszenz einen Häufigkeitsgipfel darstellt.

Die Behandlung der Magersucht

Eine allgemein anerkannte und allseits gültige Therapieform der Magersucht ist bisher noch nicht gefunden worden. Man weiß wohl recht viel über die Ursachen, die Krankheitsentstehung, die Prognose und die Komplikationen der Anorexie. Doch sind die diesbezüglichen Kenntnisse zu gering, oder der psychosomatische Charakter der Krankheit läßt es nicht zu, daß man eine sichere, ursachenspezifische Therapie besitzt. Vor allem in psychotherapeutischer Hinsicht gibt es eine Vielzahl von Ansätzen. Viele von ihnen sind hilfreich und wirkungsvoll, wenn auch einige einen zu großen Absolutheitsanspruch erheben. Es gibt biologische, psychoanalytisch/psychodynamische, lerntheoretisch/verhaltenstherapeutische, familientheoretisch/systemische und feministische Therapieformen. Aber sogar Elektroschocktherapien und selbst psychochirurgische Eingriffe, welche glücklicherweise der Vergangenheit angehören, wurden bei Magersuchtkranken angewandt! In den letzten Jahren hat das integrative Vorgehen zunehmend an Bedeutung gewonnen.

Der psychosomatische Charakter der Magersucht ist jedoch heute fast von der ganzen Fachwelt anerkannt, wenn es auch noch die Meinung gibt, die Magersucht sei eine reine Dysfunktion des Hypothalamus. Der Krankheitsdefekt wäre also in den letzten 80 Jahren von der Hypophyse auf den Hypothalamus übergesprungen. Eine solche reine biologische Sicht wird heute jedoch nicht mehr ernst genommen.

Da die Magersucht eine psychosomatische Krankheit ist, strebt man eine ganzheitliche Therapie an, welche sowohl den körperlichen wie seelischen Auswirkungen der Krankheit Rechnung trägt. Jeder ernsthafte Magersuchttherapeut versucht also, die medizinisch-körperliche Behandlung und die Psychotherapie in den Behandlungsplan der Anorexia nervosa zu integrieren.

Widerstand, Kontrolle und Motivation

Grob vereinfacht kann man bei der Behandlung von Magersüchtigen von einer *Motivations- bzw. Kontrollphase und einer Autonomiephase* sprechen. In prognostischer Hinsicht ist es von ausschlaggebender Bedeutung, Magersüchtige so früh als möglich zu behandeln. Die Systemtherapeutin Selvini-Palazzoli aus Mailand hat sogar gesagt, es könnten alle Magersüchtigen geheilt werden, wenn sie nur genügend früh behandelt würden. Ich kann mich dieser Aussage zwar nicht voll anschließen, weil es unter den Magersüchtigen, unabhängig der Anorexie, schwer psychisch Kranke gibt, die nicht einfach so zu heilen sind. Doch möchte auch ich eine Lanze brechen für einen möglichst frühen Behandlungsbeginn.

Doch diesem setzt sich in der Regel ein heftiger Widerstand der Patientin und ab und zu auch der Familie entgegen. Die Abmagerung gibt den Kranken einen massiven narzißtischen Gewinn, d. h., sie sind stolz auf ihre grandiose Leistung der Abmagerung. Zudem liegt bei ihnen phasenweise ein rauschartiges Gefühl vor. Andererseits verkennen sie in wahnhaft anmutender Art die eigenen Körperformen und Körperkonturen und fühlen sich trotz gefährlicher Abmagerung immer noch zu dick. Darum fürchten sie sich, Gewicht zuzunehmen, da sie sonst unförmig dick würden und die Kontrolle über sich verlören. So setzen sie der Behandlung Widerstand entgegen.

Die Eltern und Familienangehörigen sind wegen des bedrohlichen Zustands der Kranken oft in großer Sorge. Sie befürchten deren Zusammenbruch und bemitleiden sie. Doch gelingt es den Magersüchtigen durch ihre überzeugende Verleugnungstendenz nicht selten, die Eltern, die Arbeitgeber und auch die Hausärzte zu betören, von der Krankheit abzulenken, so daß diese ebenfalls bagatellisieren, verleugnen und so die Behandlung verzögern. So kann es von seiten der Umgebung zu einer unerwarteten Toleranzentwicklung kommen. Die Eltern warten mit einer Behandlung zu lange und wagen nicht entsprechende Schritte zu unternehmen.

Der Widerstand von seiten der Familie wird aber auch dadurch gefördert, daß diese das kranke Familienmitglied lieber organisch krank als psychisch gestört betrachtet. Bei der organischen Krankheit ruft man den Hausarzt, den Internisten und den Kinderarzt zu Hilfe und kann so den Psychiater umgehen. Wenn Eltern über den wahren Charakter der Magersucht ärztlich aufgeklärt werden und eine nötige psychotherapeutische Behandlung ablehnen, muß man folgendes vermuten: Sie fürchten sich davor, daß familiäre Ungereimtheiten zutage treten, daß sich familiäre Dysfunktionalität zeigt oder daß »tote Hunde« geweckt werden. Hier ist es Aufgabe des Therapeuten, behutsam an die Familie heranzugehen, so daß in dieser nicht noch mehr Ängste entstehen, sondern daß sich gegenseitiges Vertrauen breitmacht. Vor allem bei jugendlichen Anorektikerinnen müssen die Eltern für die Therapie gewonnen werden, wenn man nicht jede Chance für eine erfolgreiche Behandlung vertun will. Häufig haben Eltern und die ganze Familie schon Therapieerfahrungen hinter sich. Es ist gut, sich über diesen Punkt zu erkundigen. Vielleicht geht's in einer zweiten Therapie ähnlich wie in der ersten, vielleicht kann aber der zweite Therapeut die Fehler des ersten vermeiden und eine mehr auf die Familie abgestimmte Behandlung durchführen.

Die Kontroll- und Motivationsphase

In Anbetracht dieses individuellen und familiären Widerstandes bedarf es therapeutischer Überzeugungskraft. Sie fällt bei den Kranken auf guten Boden, wenn diese sich ihrer sozialen Isolierung bewußt werden, wenn sie Freunde und Freundinnen verlieren, wenn ihre Berufe in Gefahr sind und wenn sie neben aller Berauschtheit durch die Magersucht auch negative körperliche und seelische Folgen registriert haben. In solchen Phasen stehen die Magersüchtigen ihrer Krankheit und auch der Behandlung zwiespältig gegenüber. Wenn jetzt der familiäre Widerstand die Therapie nicht unnötig behindert, kann diese eventuell begonnen werden. Wenn die Eltern in Unkenntnis der Situation oder in verleugnender Betörtheit die Notwendigkeit der Therapie immer noch infrage stellen, müssen sie mit dem Ernst der Erkrankung, an der doch immer noch ein Teil der Betroffenen sterben, konfrontiert werden.

Die Motivationsarbeit dauert häufig mehrere Sitzungen, wobei der Patienten- und Familienwiderstand abgebaut werden muß. Motivation bedeutet aber auch, den Beteiligten wahrheitsgetreu die negativen Folgen und die schweren Komplikationen der Krankheit aufzuzeigen. Zudem soll ihnen die positive Perspektive, ohne Magersucht zu leben, vor Augen geführt werden.

Mit der Motivation Hand in Hand geht eine gewisse Kontrolle. Diese kann unter Umständen von den Patientinnen selber übernommen werden, wenn sie bereit sind, ein Protokoll über die eingenommenen Speisen zu verfassen und dieses Protokoll dem Therapeuten regelmäßig vorzulegen. Durch dieses Vorgehen konnte ich bei einigen meiner Patientinnen erfahren, wie sie selbst kontrollierend, autonom aus einem schwer magersüchtigen Zustand herausfanden. Dieses Vorgehen wende ich meist dann an, wenn keine schweren medizinischen Gefahrenmomente bestehen. Dieses Vertrauen, gepaart mit therapeutischer Wachsamkeit, wird von den Kranken sehr positiv aufgenommen. Aus Kontrolle wird so vertrauensvolle Autonomie. Wenn die Motivation schlechter ist, muß die Kontrolle durch die Eltern oder stationär durch eine psychiatrische Klinik übernommen werden. Kontrolle ist am Anfang der Therapie meistens nötig. In dieser Anfangsphase müssen zudem regelmäßig auch hausärztliche, innermedizinische oder pädiatrische Kontrollen durchgeführt werden.

Die Autonomiephase

An die Kontroll- bzw. Motivationsphase, während der der Einbezug der Familie meistens nötig ist, schließt sich die Autonomiephase an. Während dieser wird durch intensive Psychotherapie versucht, bei Magersüchtigen eine kreative Autonomie zu erreichen. Bei hochmotivierten, meist älteren Anorektikerinnen mit erheblichem Leidensdruck steht die Autonomiefindung von Anfang an im Zentrum der Psychotherapie. Die Kontrolle ist in solchen Fällen weniger nötig und muß nicht speziell thematisiert werden. Bei diesen Kranken kann auch eher auf den Einbezug der Familie verzichtet werden, und man kann mit der Einzeltherapie beginnen. Ich führe in solchen Fällen entsprechend meiner Ausbildung daseinsanalytische Einzeltherapien durch.

Neben den beschriebenen Therapiephasen ist die Unterscheidung der medizinischen, der familien- und einzeltherapeutischen Ebene hilfreich. Es sind Ebenen, welche ineinander übergreifen, aber auch phasenhaft ablaufen.

Die medizinische Ebene

Die Magersucht, in ihrer extremen Ausgestaltung ist meistens von körperlichen Folgeerscheinungen begleitet. Diese können medizinischen Notfallcharakter annehmen. Wenn man in solchen Notfallsituationen nicht die richtigen medizinischen Maßnahmen ergreift, kann die Magersucht unter Umständen tödlich enden. Auch die Einweisung in eine Klinik kann nötig werden.

Die lebensbedrohliche Abmagerung

Davon spricht man übereinstimmend, wenn eine Patientin 40 bis 50 Prozent unter ihrem Idealgewicht wiegt. Sehr bedrohlich wird es sicher, wenn das Gewicht unter 30 Kilogramm fällt, nicht zu reden davon, wenn es die 25-Kilogramm-Schwelle unterschreitet. Im Gewichtsbereich von 60 bis 50 Prozent des Idealgewichts stellt sich natürlich immer auch die Frage der Einweisung in ein Krankenhaus. Wenn diese erfolgt, muß in der Klinik anfänglich eine genaue innermedizinische Abklärung durchgeführt werden, um eine schwere Krankheit, einen schweren Infekt, eine Endokrinopathie, eine Magen-Darm-Krankheit und auch Aids auszuschließen.

In meiner Praxis habe ich Patientinnen im besagten Gewichtsbereich auch ambulant behandelt, jedoch nur, wenn eine engmaschige medizinische Kontrolle durch den Hausarzt, Internisten oder Kinderarzt erfolgte und wenn eine gut kooperierende Familie die nötigen Kontrollen und auch andere Hilfe anbot.

Sowohl in der Klinik wie ambulant muß nach den medizinischen Abklärungen sofort eine »Wiederauffütterung«, d. h. eine Therapie mit hyperkalorischer (kalorienreicher) Ernährung, eingeleitet werden. In der Regel beginnt die Aufbauphase mit 1500 bis 2000 Kalorien, wobei diese Menge je nach Körpergröße und Körperkonstitution sukzessiv auf 3000 bis 3500 Kalorien gesteigert wird. Selbstverständlich werden dreimal wöchentlich (in speziellen Fällen auch täglich) Gewichtskontrollen durchgeführt. Es wird eine wöchentliche Gewichtszunahme von 0,5 bis 1,5 Kilogramm angestrebt. Besonders willige Magersüchtige werden davor gewarnt, mehr als 3 Kilogramm pro Woche zuzunehmen, weil es sonst zum Auftreten von Komplikationen im Zusammenhang mit der »Wiederauffütterung« kommen kann. Man spricht von der »Wiederauffütterungskrankheit«, welche sich in Magenbeschwerden und Übelkeit, in Magenerweiterung mit Gefahr eines möglichen Magenrisses, in Obstipation, aber auch in Durchfällen und Ödemen – vor allem an den Unterschenkeln – und nicht zuletzt in Herzdekompensation mit Herzversagen äußert. Die »Wiederauffütterung« ist ambulant oder im Krankenhaus nur bei gewisser Freiwilligkeit möglich, wenn nicht ständige Kontrollen nötig sind. Falls das manipulative Verhalten und die Krankheitsverleugnung im Krankenhaus oder ambulant nicht überwunden werden können, müssen die Patientinnen stationär psychiatrisch behandelt werden.

Die »Wiederauffütterungsphase«

In der »Wiederauffütterungsphase« arbeitet man vorteilhaft mit Diätassistentinnen/Diätberaterinnen zusammen. Es ist dabei Aufgabe des Therapeuten, diese so zu instruieren, daß sie sich von den Magersüchtigen nicht manipulieren lassen. Sonst kann es gut und gerne passieren, daß Magersüchtige »gesund hypokalorisch« (kalorienarm) statt hyperkalorisch ernährt werden! Diätberaterinnen können mit den Magersüchtigen eine vertretbare Wunschkost (Kalorienmenge steht nie zur Diskussion!) erarbeiten. Die Kranken machen die Erfahrung, daß sie ihre Meinung bis zu einem gewissen Grad vertreten dürfen und daß diese, wenn immer möglich, respektiert wird. Sie verlieren so auch nicht jede Kontrolle über das Geschehen, ein Umstand, der für sie vor allem am Anfang der Therapie sehr wichtig ist. In späteren Behandlungsphasen können Diätberaterinnen die Anorexiekranken anleiten, gesund, ausgewogen und regelmäßig zu essen.

Zu Beginn der Gewichtszunahme wird als Ziel ein Gewichtsbereich festgelegt, der um das Idealgewicht liegt. Magersüchtige sollen schon von Anfang an hören, daß sich gesundes Leben in einem Gewichtsbereich und nicht bei einem durch genaue Kilozahl definierten Körpergewicht abspielen soll.

Die Sondenernährung

Über die Sondenernährung gehen die Meinungen auseinander. Der deutsche Internist Frahm ging durch seine Frahmsche Sondenernährung in die Magersuchtsgeschichte ein. Er empfahl, die Patientinnen hyperkalorisch mit Sonde zu ernähren und ihnen auch hochdosiert Neuroleptika (Dämpfungsmittel) zu geben. In der ersten Zeit sollte man von aufbauenden psychotherapeutischen Gesprächen absehen. Obwohl die Frahmsche Methode auch ihre Erfolge hatte, ist man doch heute eher von so einseitiger Körpertherapie abgerückt. Mit vielen anderen Therapeuten teile ich die Meinung, die Sonde nur einzusetzen, wenn es sich um eine nicht anders zu behebende Notfallsituation handelt oder wenn die therapeutische Konsequenz sie ausnahmsweise erfordert.

Die intravenöse bzw. parenterale Ernährung sollte nur im äußersten Notfall angewandt werden. Dagegen sprechen die häufigen und möglichen Komplikationen, aber auch das psychologische Moment, daß Magersüchtige von Anfang an erfahren sollen, daß die Ernährung des Menschen durch den Mund erfolgt.

Bei psychisch recht gesunden Magersüchtigen verschwinden bei Erreichen des normalen Körpergewichts nicht nur die körperlichen Symptome, sondern häufig auch die seelischen Auffälligkeiten. In solchen Fällen war die Magersucht wahrscheinlich ein reaktives Geschehen und erfordert dann auch keine ellenlange Therapie. Bei chronifizierten Erkrankungen oder in Fällen, bei denen die Anorexie von einer anderen psychischen Krankheit begleitet ist, muß auch nach Erreichen des Zielgewichts häufig noch eine langdauernde Psychotherapie angeschlossen werden.

Infektionen

Magersüchtige sind bis zu einer bestimmten Grenze (60 Prozent des Idealgewichts) besonders immun gegen Infektionen. Unter der beschriebenen Gewichtsgrenze bricht wahrscheinlich das intakte zelluläre Immunsystem zusammen, und es kommt zu

starker Infektanfälligkeit. Hier sind beispielsweise Lungenent-
zündungen (Pneumonien) zu erwähnen, die eine Behandlung im
Krankenhaus nötig machen. Dies war bisher bei zwei meiner
Patientinnen der Fall. In diesem Zusammenhang sei auch noch
erwähnt, daß Magersüchtige tiefe Körpertemperaturen um
35 Grad haben. Aus diesem Grund muß die Fiebergrenze tiefer
angesetzt werden.

Kalium- und Elektrolytstörungen

Kalium ist für die zellulären Abläufe im ganzen Körper wichtig.
Bei Magersüchtigen kann es zu Kaliummangel kommen, der entweder durch das Erbrechen oder durch Mißbrauch von Abführmitteln (Laxantien) oder Ausschwemm-Mittel (Diuretika) verursacht wurde. Kaliummangel, man spricht im Fachjargon von
Hypokaliämie, äußert sich in Muskelschwäche, Verstopfung,
Polydipsie (Vieltrinken) und Nykturie (häufiges nächtliches
Wasserlassen). Er führt zu Herzrhythmusstörungen, welche auch
tödlich sein können. Zudem kann es zu Nierenschädigungen
(pyelonephritische Veränderungen, Zerstörung der Harnkanäl-
chen) kommen. Wegen der Hypokaliämie ist eine regelmäßige
Blutkontrolle bei Magersüchtigen dringend angezeigt. Sie kann
einen medizinischen Notfall auslösen: Schwere Hypokaliämien
müssen auf der Intensivstation behandelt werden!
Welche Bedeutung andere Elektrolyte wie beispielsweise Natrium, Calcium, Magnesium, Zink u. a. m. haben, ist weniger klar.
Vom Zink wird vereinzelt berichtet, daß es den Magersüchtigen
bei der Gewichtszunahme hilft. Ein anderes chemisches Element,
Lithium, das bei der Behandlung von manisch-depressiven Krankheiten angewandt wird, wird in der Behandlung von Magersüchtigen ebenfalls beschrieben, wobei die diesbezüglichen Resultate
widersprüchlich interpretiert werden.

Magen-Darm-Störungen

Vor allem bulimische Magersüchtige leiden an Zahnerosionen.
Diese führen dazu, daß die Integrität der Zahnreihen und auch
die Kaufähigkeit verloren gehen. Auch das Aussehen leidet darunter. Bei chronischem Erbrechen tritt früher oder später eine

Oesophagitis (Entzündung der Speiseröhre) auf, so daß beispielsweise harte Speisen nicht mehr geschluckt werden können. Eine meiner Patientinnen konnte sich lange Zeit nur noch flüssig ernähren. Die Entleerung des Magens ist bei Magersüchtigen verzögert, so daß bei normalem Essen Magenschmerzen und Völlegefühl auftreten. Bei bulimischen Magersüchtigen kann es nach einem Eßanfall zur Magenerweiterung mit Gefahr eines Magenrisses kommen. Zwei meiner bulimischen Patientinnen überaßen sich so, daß sie weder erbrechen konnten noch Stuhlgang hatten. Sie mußten als Notfall ins Krankenhaus überwiesen werden. Eine weitere Kranke nahm ein körniges Abführmittel zu sich, wobei sich dieses zu einer Kugel ballte und den Darm verschloß. Der Darmverschluß konnte nur durch einen notfallmäßig eingeleiteten chirurgischen Eingriff beseitigt werden. Mißbrauch von Abführmitteln kann zu Kaliummangel, aber auch zu Entzündungen des Dickdarms führen. Bei jahrelangem Abführmittelmißbrauch kann der Dickdarm so geschädigt und erweitert werden, daß normaler Stuhlgang fast ausgeschlossen ist. Bei einer meiner Patientinnen, welche jahrzehntelang Laxantien einnahm, mußte ein Stück Dickdarm operativ entfernt werden.

Knochen und Skelett

Bei jugendlichen Magersüchtigen bewirkt lang dauernde Unterernährung ein vermindertes Knochen- und Skelettwachstum. Daraus kann ein Wachstumsdefizit resultieren, welches eventuell auch nach Beseitigung der Krankheit nicht mehr zu beheben ist.

Lang dauernde Anorexie mit Mangelernährung kann im Erwachsenenalter zu Osteoporose (Knochenschwund) führen. Abgesehen davon, daß diese von heftigen Schmerzen begleitet sein kann, kommt es oft zu einer erheblichen Rückbildung der Körpergröße. Eine meiner Patientinnen verlor während ihrer langen Krankheit 6 Zentimeter Körpergröße!

Diabetes mellitus

Der Diabetes mellitus (Zuckerkrankheit) kann eine der Ursachen für die Magersucht sein. Zuckerkranke müssen sich ständig mit Kohlenhydraten und mit der Ernährung beschäftigen. Daraus kann eine Phobie gegen Kohlenhydrate resultieren, wie sie bei Magersüchtigen vorkommt. Von organisch orientierten Medizinern wird nicht selten der Diabetes mellitus behandelt, die begleitende Anorexia nervosa dagegen übersehen.

Andererseits gebrauchen Magersüchtige die begleitende Zuckerkrankheit als »Abmagerungsmittel«. Sie spritzen sich das Insulin nicht und verhindern so, daß die Kohlenhydrate in die Zellen eindringen können. Dadurch erreichen sie ein schnelles Abnehmen, geraten aber in ein hyperglykämisches Koma (Bewußtlosigkeit durch Überzuckerung), welches unbehandelt zum Tod führen kann.

Amenorrhö, Unfruchtbarkeit und Empfängnisverhütung

Das Auftreten der Amenorrhö (Ausbleiben der Menstruation) ist ursächlich bei der Magersucht nicht ganz geklärt. Sie drückt eine Dysfunktion der Hypothalamus-Hypophysen-Ovarien-Achse aus. Wenn ein kritisches Gewicht unterschritten wird, kommt es in der Regel zur Amenorrhö. Man findet sie aber auch bei Normalgewichtigen, wahrscheinlich psychisch angespannten Frauen.

Es ist recht sinnlos, bei Anorexiekranken die ausbleibende Menstruation medikamentös auslösen zu wollen. Dadurch ist nichts erreicht. Vielmehr unterstützt man dadurch die Magersüchtigen in ihrer Verleugnungstendenz. In der Regel setzt bei Erreichen des normalen Körpergewichts die Menstruation wieder von selbst ein. Falls das ein halbes Jahr nach Normalisierung des Körpergewichts nicht der Fall ist, sollte der Frauenarzt konsultiert werden, welcher nach eingehender Abklärung die Menstruation medikamentös auslösen kann.

Obwohl Magersüchtige nicht menstruieren und in der Regel unfruchtbar sind, besteht doch kein 100prozentiger Schwangerschaftsschutz. Zwei meiner magersüchtigen Patientinnen wurden trotz Untergewicht unter 40 Kilogramm und Amenorrhö schwanger. Darum sollte man Empfängnisverhütung betreiben, jedoch die Pille eher meiden, weil sie das Wiedereinsetzen des Menstruationszyklus nach ihrem Absetzen oft verzögert. Es sollten andere Verhütungsmittel gewählt werden.

Psychopharmaka in der Magersuchtbehandlung

Zur medizinischen Ebene gehört auch die Frage nach dem Sinn bzw. Unsinn der Verschreibung von Psychopharmaka. Diese Frage wird in der wissenschaftlichen Literatur kontrovers beantwortet. Diskutiert werden die Neuroleptika (Dämpfungsmittel), die Antidepressiva, die Antikonvulsiva (Mittel gegen Krampfleiden) und auch die Appetitzügler. Für die kontrollierte Gruppe der Magersüchtigen, die nur durch Diäthalten die Abmagerung erreichen, gibt es kaum eine Indikation, welche die Applikation von Psychopharmaka rechtfertigen würde. Höchstens begleitende Ängste oder Depressionen rechtfertigen bei diesen Kranken die Anwendung von Neuroleptika bzw. Antidepressiva. Bei bulimischen Magersüchtigen wurde berichtet, daß die serotonergen Antidepressiva (bei diesen spielt das Serotonin als Überträgerstoff im Hirn eine wichtige Rolle), aber auch die Antikonvulsiva (z. B. Tegretol) die Eßanfälle mindern. Die Anwendung von Appetitzüglern muß man heute als ärztlichen Kunstfehler taxieren, wie das übereinstimmend in der Fachliteratur festgehalten wird.

Die familientherapeutische Ebene

Wenn hier von familientherapeutischer Ebene die Rede ist, soll dadurch keinesfalls gesagt sein, daß die Familientherapie bei allen Magersüchtigen obligatorisch wäre. Es soll hiermit betont werden, daß das Arbeiten mit statt gegen die Familie viel erfolgversprechender ist. Zudem müssen meiner Auffassung nach vor allem zur Überwindung schwerer Krisen die Ressourcen und positiven Kräfte der Familie genutzt werden.

Schon seit den Anfängen der Magersuchtbehandlung wird immer wieder der Milieuwechsel, die Trennung von der Familie, ja sogar die vollständige Isolierung von den Eltern (»Parentektomie«) empfohlen. Diese letztere Empfehlung ist meiner Meinung nach recht problematisch. Es kann dadurch bei den Eltern das

Gefühl geweckt werden, daß sie die Schuldigen und Sünden-
böcke seien. Aus Schuldgefühlen heraus laufen sie Gefahr, die
therapeutischen Bemühungen offen oder versteckt zu torpedie-
ren. Es gibt natürlich familiäre Bedingungen, welche die Parentektomie nötig machen, wobei auch in solch schwierigen Situationen, wenn immer möglich, die Eltern in den Therapie- und
Entscheidungsprozeß mit einbezogen werden sollten.

Ein Milieuwechsel sollte in folgenden Fällen diskutiert und im
Extremfall auch gegen den Willen der Eltern durchgeführt werden:

- Wenn Magersüchtige trotz therapeutischer Intervention in die
  elterlichen Konflikte einbezogen bleiben oder in Scheidungs-
  situationen manipulativ von einem oder beiden Elternteilen
  als Partner in Koalition genommen werden.
- Wenn schwerer allgemein menschlicher oder auch sexueller
  Mißbrauch vorliegt.
- Wenn irreversibles chaotisches Gewaltverhalten zwischen den
  Eltern besteht.
- Wenn nach Scheidung oder Tod beim erziehenden Elternteil
  lange therapieresistente pathologische Trauer vorliegt.
- Wenn völlige Verwahrlosung herrscht oder wenn der lebens-
  bedrohliche Zustand trotz guter Informationen weiter ver-
  leugnet wird.

Bei diesem Schritt stehen neben freiwillig therapeutischen auch
rechtlich administrative (Kinderschutzmaßnahmen) Interven-
tionsmöglichkeiten zur Verfügung.

*Bei der Arbeit mit den Familien von Magersüchtigen fällt häufig
die ungeordnete Hierarchie auf.*
Therapeutisch ist es nun von entscheidender Wichtigkeit, den
Eltern die nötige Autorität wieder zurückzugeben. Dabei soll
keine sture Autorität angestrebt werden, sondern eine Autorität, welche in harmonischem Gleichgewicht den Kindern Selbständigkeit und Kontrolle, Liebe und Unerbittlichkeit gewährt.
Sie strebt an, die Magersüchtigen so autonom wie möglich zu
halten, sie aber auch unerbittlich zu führen, wenn es die Krankheit erfordert. Systemtherapeuten streben an, daß die Eltern eine

gemeinsame Autorität aufbauen müssen und eine einheitliche Linie entwickeln sollten, an der sich die Magersüchtigen zu orientieren haben. Bei zerstrittenen Eltern kann es eine Hilfe sein, wenn man ihnen die partnerschaftliche Zerrüttung klar vor Augen führt und sie an ihre Elternpflichten, die auch durch eine Scheidung nicht zu beseitigen sind, erinnert. Eltern setzen sich für das Wohl des Kindes doch in der Regel ein, falls bei ehelicher Zerrüttung nicht eine einseitige Eltern-Kind-Koalition besteht. Aber auch den Magersuchtkranken ist vor Augen zu führen, daß sie für die Ehe der Eltern nicht verantwortlich und daß sie als »Ehetherapeuten« für die elterlichen Konflikte überfordert sind.

Wenn es therapeutisch gelingt, den Eltern wieder die nötige Autorität zu geben, die Kranken aus familiärer Verstrickung, aus elterlicher Überfürsorglichkeit und aus dem eigenen überspitzten krankhaften Verantwortungsgefühl zu lösen und sie spielerisch ihren außerfamiliären Altersgruppen zuzuführen, kann es häufig zu einer schnellen und bleibenden Heilung der Magersucht kommen.

Um die krankmachenden Einflüsse der Familie nicht zu sehr zu betonen und so den Familienwiderstand unnötig zu verstärken, spreche ich von Familiengesprächen und nicht von Familientherapie.

Familiengespräche sind meiner Auffassung nach in folgenden Situationen sinnvoll und angezeigt:

1. Wenn die Ressourcen der ganzen Familie mobilisiert werden können, um die Krankheit zu überwinden. Als Beispiel möchte ich hierbei die Mithilfe der Familie erwähnen, die anfängliche Krankheitsverleugnung der Magersüchtigen zu überwinden.

2. In Notfallsituationen, wenn medizinische Akutsituationen (lebensbedrohliche Abmagerung) oder seelische Krisen (Selbstmordgefahr) es erfordern, daß die Familie Unterstützung und Kontrollaufgaben übernimmt.

3. Bei jugendlichen Magersüchtigen, die noch ganz familien- und elternbezogen leben. Der englische Psychiater Russel hat in einer vergleichenden Therapiestudie nachgewiesen, daß

Familientherapie bei jugendlichen Magersüchtigen bis 19 Jahren bessere Ergebnisse zeigt, Einzeltherapie aber bei älteren Anorektikerinnen, bei bulimischen und chronifizierten Magersüchtigen effizienter ist.

4. Wenn zu speziellen Konfliktlösungen der Einbezug der Eltern und Familie nötig ist. Besonders möchte ich das schon angedeutete Hineinziehen in elterliche Konflikte und Rollen (Parentifizierung) erwähnen. Magersüchtige sind nicht selten in einer familiären Opferrolle, trösten die Mutter bei untreuem oder totem Vater oder müssen ganz die Mutterrolle übernehmen bei kranker oder toter Mutter. Auch familiäre Verstrickungen erfordern Familiengespräche, damit sich diese lösen und damit mehr Freiheit und Autonomie entstehen können. Zwanghafte Eßrituale sind ab und zu so verhärtet und »betoniert«, daß sie einzeltherapeutisch nicht zu lösen sind. Familiengespräche können zudem helfen, heftige und unselig chronische Geschwisterrivalitäten zu lösen.

Gefahren und Grenzen

Wie jede Therapieform hat die Familientherapie ihre Grenzen und beinhaltet Gefahren. Ich selber bin mit Familiengesprächen bei Patientinnen mit langer Krankheitsgeschichte zurückhaltend. Wenn ein oder beide Elternteile ernsthaft an psychischen Krankheiten leiden, sind Familiengespräche häufig illusorisch. Ebenso kann es unmöglich sein, Familien mit Verwahrlosungstendenzen und in Scheidungssituationen zusammenzubringen. In der Vorgeschichte achte ich auch immer darauf, ob vorher schon Familientherapien stattfanden. Haben die besagten Familien dabei negative Erfahrungen gemacht oder sind sie darüber aufgebracht, verzichte ich ebenfalls auf Familiengespräche. Allzulange Familientherapien scheitern manchmal am Umstand, daß die gemeinsame Motivation mit zunehmender Dauer nachläßt und die Therapie abgebrochen wird.

Aber auch von den Gefahren muß man sprechen: Wenn Familientherapien zu hart geführt werden, können sie jahrelang andauernde Traumatisierungen hinterlassen. Beispielhaft sei jene Magersüchtige erwähnt, welche familientherapeutisch behandelt wurde und die ganze Therapie so traumatisierend erlebte, daß sie jahrelang den folgenden stereotypen Traum hatte:

»Ich halte mich in einem Zimmer eines Schlosses auf. In der Zimmermitte befindet sich ein langer, mit allen köstlichen Speisen gedeckter Tisch. An einem Ende des Tisches sitzen mein ehemaliger Therapeut und meine Mutter, am anderen ich. Auf Befehl des Therapeuten fange ich zu essen an. Der Therapeut und meine Mutter brechen in ein schallendes Gelächter aus. Ich schäme mich und bin voll Zorn.«

Neben der Überhärte der Therapie kann auch der Zeitfaktor die Effizienz einer Therapie beeinträchtigen. In Familientherapien läuft man vor allem in unserer leistungsbezogenen und schnell-lebigen Gesellschaft Gefahr, allzu forsch und zu schnell vorwärts zu gehen. In manipulativer Art wird pathologisches Verhalten aufgespürt, bevor der nötige Boden vorbereitet ist und die nötige Kraft für ein gesundes und freieres Verhalten herangewachsen ist. Familientherapeuten können aber auch bei uneinfühlsamer Überhärte von der Familie als »der Böse«, »der Verfolger«, als Bedrohung gemeinhin erlebt und abgeschüttelt werden. Schließlich sei noch darauf hingewiesen, daß Familien die Therapeuten in ihre pathologischen Strukturen hineinziehen können, so daß es zu kranken Koalitionen und zu therapeutischer Ineffektivität kommen kann.

Gibt es die »Magersuchtfamilie«?

Nachdem nun die Vor- und Nachteile, der Ablauf, die Indikation, die Gefahren und Grenzen der Familientherapie dargestellt wurden, interessiert hier die Frage, ob es die von vielen Ärzten zitierte »Magersuchtfamilie« gibt. Um diese Frage beantworten zu können, sollten die allerwichtigsten Familientherapeuten, die sich mit Magersucht beschäftigt haben, erwähnt werden. Die Literatur über dieses Thema ist groß. Bahnbrechend ist die Mailänder Forschergruppe um Selvini-Palazzoli mit ihrem Buch »Magersucht – Von der Behandlung einzelner zur Familientherapie«. Sie vollzog den Paradigmawechsel vom analytischen zum systematischen Denken bzw. den der Einzel- zur Familientherapie. Selvini hebt die Überlegenheit der systemischen Familientherapie gegenüber der analytischen Einzeltherapie bei der Behandlung von Magersüchtigen hervor. Sehr bekannt ist zudem die Philadelphia-Gruppe um Salvador Minuchin mit dem Buch »Psychosomatische Krankheiten in der Familie«. Nach Auffassung Minuchins gibt es die Magersuchtfamilien, wobei deren typischen Merkmale Verstrickung, Konfliktvermeidung, Überfürsorglichkeit, Starrheit und die ungeordnete Hierarchie sind. Kritisch sei zu vermerken, daß die beschriebenen Merkmale nicht spezifisch für Magersuchtfamilien oder psychosomatische Familien sind, sondern daß sie für viele Familien in Krisensituationen zutreffen. Auch die Heidelberger Gruppe um Helm Stierlin und Weber mit dem Buch »In Liebe entzweit« ist weltbekannt. Sie beschreiben die Magersuchtfamilien als Bindungsfamilien: Bei diesen besteht eine enge Bindung über Generationen hinweg. Sie sind nach außen starr abgegrenzt, haben innerfamiliär offene Grenzen, vergleichbar einem Haus, dessen Zimmertüren offen sind, dessen Haustür dagegen verschlossen ist. Individuelle Bedürfnisse und Autonomiebestrebungen werden dem Familienwohl untergeordnet. Die familiäre Harmonie wird betont, Konflikten wird ausgewichen. Wichtig für diese Familien sind Opferbereitschaft, Leistungswille und Konformismus.

In meiner eigenen Arbeit konnte ich viele dieser Eigenheiten der Magersuchtfamilien beobachten, doch die »klassische Magersuchtfamilie« konnte ich nicht finden. Sowohl bei bulimischen wie bei kontrollierten Anorexiekranken kommen alle Familientypen vor. Die kontrollierten, nur fastenden, restriktiven Magersüchtigen zeigten ohne Ausnahme dem Essen, aber auch anderen Lebensbezügen gegenüber ein ausgesprochen zwanghaftes Verhalten. Bei ihnen spielte die Opferideologie eine große Rolle. Die bulimischen, erbrechenden Magersüchtigen waren meistens ausgeprägt narzißtisch gestört, was sich auch von Bulimiekranken sagen läßt. Sie wollten als selbstunsichere, perfektionistische, nach außen orientierte und aufs Schlankheitsideal fixierte Frauen imponieren.

Dementsprechend konnte man nur tendentiell bei fastenden Anorektikerinnen zwanghafte Bindungsfamilien beobachten, bei den bulimischen Magersüchtigen und Bulimiekranken dagegen narzißtisch gestörte, nach außen orientierte »Modellfamilien«.

Zwanghafte Familien sind charakterisiert durch Treue, Verläß-
lichkeit, Ordentlichkeit, Perfektionismus, Rigidität und Verstrickung sowie durch äußeres Harmoniebedürfnis, Konfliktvermeidung und Gefühlsarmut. Der über Generationen tradierte
Opfersinn einzelner Mitglieder ist besonders hervorzuheben, wobei das letzte Glied sich praktisch zu Tode fastet und opfert. Die
Familien von erbrechenden Magersüchtigen oder Bulimiekranken sind lebhafter, aber in der Regel unsicherer. Auch sie haben
einen Hang zum Perfektionismus, aber nicht die Selbstdisziplin
und Kraft, Vorgenommenes willensstark durchzuführen. Es
kommt zu triebhaften Durchbrüchen, wobei destruktiv-chaoti-
sches Verhalten möglich ist. Überdurchschnittlich häufig kommt
es neben den Eßstörungen zu anderen Suchtformen, aber auch zu
depressiven Zuständen. Der Zusammenhalt dieser Familien ist
geringer; Scheidungen und Broken-home-Situationen sind häufiger anzutreffen. Familiensitzungen verlaufen dramatischer, und
Familientherapien sind wegen des schlechten Zusammenhalts oft
schwieriger durchzuführen.

Die einzeltherapeutische Ebene

Der Verlauf der Magersucht ist vielgestaltig. Einzelne Magersuchtformen zeigen anfänglich ein schwerwiegendes Krankheitsbild. Wenn man jedoch die auslösenden Momente beseitigt, die
medizinischen Probleme löst und das familiäre Milieu verbessert,
verschwinden sie schnell und dauerhaft. Andere Formen sind
hartnäckiger, gehen in chronische Anorexien über oder zeigen ein
Krankheitsbild, bei dem anorektische und bulimische Phasen ab-
wechseln.
Bei chronischen Magersüchtigen kommt man in der Regel um
eine stationäre Behandlung nicht herum, damit die Patientinnen
auch wieder Gewicht zulegen und aus dem chronisch lebensbedrohlichen Zustand herauskommen. Dagegen können chronisch
Magersuchtkranke, die an sich Gewicht zugenommen haben,
sonst aber noch ganz das Verhalten und die psychopathologischen Eigenheiten der Magersucht zeigen, ohne weiteres ambulant einzeltherapeutisch behandelt werden. Es gibt natürlich verschiedene einzeltherapeutische Psychotherapierichtungen, wobei

die Verhaltenstherapie, die Gesprächspsychotherapie, die analytischen Therapieformen, die Körpertherapie, die Bioenergetik, das katathyme Bilderleben, die Gestalttherapie u. a. m. zu erwähnen sind. Wie weiter oben schon ausgeführt, bin ich in Daseinsanalyse ausgebildet. Durch diese Therapieform kann man Erfolge erzielen bei komplizierten Magersuchtformen oder auch bei chronischen Anorexien.

Eine daseinsanalytische Einzeltherapie
beginne ich in folgenden Fällen:
1. Wenn keine medizinische oder psychiatrische Notfallsituation eine stationäre oder familiäre Kontrolle erfordert.
2. Wenn eine vorausgehende Familientherapie gescheitert ist. Der familientherapeutische Ansatz ist sicher sehr hilfreich, reicht aber nicht immer aus.
3. Wenn Familienangehörige fehlen, selber zu krank sind oder nicht bereit sind, sich einer gemeinsamen Therapie zu unterziehen.
4. Wenn eine gewisse Introspektionsfähigkeit, ein großer Leidensdruck die genügende Motivation schaffen als Voraussetzung für eine erfolgreiche analytische Behandlung.

Wie die Analyse abläuft, darauf soll hier nicht detailliert eingegangen werden. Immer wiederkehrende Themata sind das mangelnde Selbstvertrauen und die mangelnde Eigenständigkeit. Magersüchtige müssen sich immer wieder die Frage stellen, wer und was sie selber sind. Therapeutisch geht es darum, ihnen bei ihrer Identitätssuche zu helfen und sie dabei behutsam zu begleiten. Die Identitätsfindung geht dann auch mit wachsendem Selbstvertrauen einher. Es sei aber betont, daß Magersüchtige ihre Unsicherheit, ihr mangelndes Selbstvertrauen anfänglich verleugnen und durch Pseudosicherheit imponieren. Ein zweites Problem ist die Sicht des eigenen Körpers. Über längere Zeit wurden die Körperbedürfnisse abgewehrt und erstickt. Daraus resultiert ein fast wahnhaft anmutendes eigenes Körpererleben, wobei der Körper als fremd, als leblose Hülle, als einem anderen Wesen zugehörig empfunden werden kann. Um mehr Sicherheit auch im leiblichen Bereich zu gewinnen, können Körpertherrapien, aber auch physiotherapeutische Maßnahmen Hilfe bringen. Mit dem veränderten Körperbild und dem mangelnden Selbstvertrauen im Zusammenhang steht das Problem der Gewichtsphobie. Diese verbirgt sich anfänglich häufig hinter einer rigiden Zwangshaltung, die aufzulösen therapeutisch viel Mühe bereiten kann. Die Magersüchtigen setzten sich zudem mit einem übergroßen Leistungswillen unter Druck. In Beziehungen zu den Mitmenschen sind sie gleichermaßen von dem Bedürfnis nach mitmenschlicher Liebe erfüllt, wie sie offene Liebesbeziehungen und Zärtlichkeiten vehement abwehren müssen. Dies zeigt sich auch in den Beziehungen zum anderen Geschlecht; die diesbezüglichen Beziehungen werden sehr ambivalent, hie und da auch aggressiv gestaltet und gelebt. Bei den meisten Kranken geht es aber auch noch im fortgeschrittenen Erwachsenenalter darum, sich von der eigenen Familie, von den Familienwerten und der Elternbezogenheit abzulösen und zu trennen. Magersüchtige sind häufig noch im höheren Erwachsenenalter in der »Pubertät«. Der Ablösungsprozeß von zu Hause ist bei vielen Kranken ein zentrales Thema. Es ließen sich noch viele andere Problembereiche aufzählen.

In einer länger dauernden analytischen Einzeltherapie bestehen Chancen, daß die Magersüchtigen und Bulimiekranken gesunden, daß sie an Freiheit gewinnen, beziehungsfähiger werden und daß sie ihr Dasein freier, offener und eigenständiger gestalten lernen.

Schwierigkeiten der Therapie

Bei der Einzeltherapie – wie übrigens auch bei der Familientherapie – können sich im Umgang mit Magersüchtigen besondere Schwierigkeiten ergeben. Als erstes soll die Ambivalenz (Zwiespältigkeit) der Beziehung genannt sein. Magersüchtige stehen ihrer Krankheit zwiespältig gegenüber. Einerseits spüren und registrieren sie ihre Krankheit, andererseits verleugnen sie diese. Die Zwiespältigkeit überträgt sich auch auf Beziehungspersonen und Therapeuten, die anfänglich Mitleid, Mitgefühl und Sympathie spüren. Das weckt in ihnen Hilfsbereitschaft und Helferwille. Wenn Magersüchtige sich nun nicht helfen lassen wollen, mit ihren Finten und Taktiken wirkungsvoller Hilfe ausweichen, erweckt das beim Gegenüber Kränkung, Ärger, Zorn, Aggression und schließlich Ablehnung. Die Magersüchtigen werden so als lügenhaft und schwierige Patienten abgetan.

So machen Magersüchtige die Umgebung hilflos. Hilflosigkeit ist schwer zu ertragen. Sie löst Aktionen aus, wobei Magersüchtige zwangsweise in Kliniken eingewiesen und mit Schläuchen ernährt werden, früher sogar psychochirurgisch operiert wurden. In bestimmten Kliniken werden sie in ein rigoroses Verhaltensprogramm mit Belohnung und Bestrafung eingeschlossen, dem sie in zwanghaftem Machtkampf die magersüchtigen Finten entgegenstellten. So kann ein unseliger therapeutischer Machtkampf beginnen.

Andererseits kann niemand so gut betören wie die Magersüchtigen. In ihrer Verleugnungstendenz beeinflussen sie neben den Eltern die Hausärzte und nicht zuletzt auch die Psychotherapeuten, die Gefahr laufen, zu sehr auf die Wünsche der Anorektikerinnen einzugehen, so daß die Therapie wirkungslos wird. Therapeuten registrieren das, bekommen Schuldgefühle, weil sie so ineffektiv sind, unter Umständen mit den Kranken mitagiert hatten und sich so weit vom Therapie-Ideal entfernt haben. Die Enttäuschung über sich selber kann dann wieder zu unverhältnismäßigen therapeutischen Interventionen und Reaktionen führen.

Folgenden Text schrieb eine Magersüchtige im Akutstadium. Er zeigt die tiefliegende Verletztheit und Sensibilität der Betroffenen auf:

»Ich will leben.
Ich möchte fühlen, Dich fühlen Mensch.
Deinen Blick, Deinen Atem, Deine Anwesenheit, Deine Einzigartigkeit.
Dich fühlen als Wunder, von Gott geschaffen.

Ich möchte lieben. Meinen Körper lieben, so wie er ist.
Hören, was er sagen will, ihm geben, was er braucht.
Viel hat er zu tragen, mein Körper. Viel hat er verdient.
Er soll bekommen, was er braucht. Er soll geliebt werden.

Ich möchte annehmen.
Meine Schwäche annehmen, meine Fehler. Mich annehmen.
Liebe annehmen und Zärtlichkeit.
Sonne annehmen und Wind.
Annehmen, was andere mir geben wollen.
Annehmen, was ich selber mir gebe.

Ich möchte geben.
Mir geben, Dir geben. Mich Dir geben. Dir von mir geben.
Liebe, Zärtlichkeit, Wärme.
Hingeben, was in mir ist. Hinlegen.
Geben und die Gabe als Wunder an Dir, an mir bestaunen.«

Die Prognose

Am Ende sei noch kurz auf die Prognose eingegangen: Von den verschiedenen Therapeuten wird über verschiedene Heilungsraten berichtet. Studien mit lange dauernden Nachuntersuchungen ergeben übereinstimmend etwa folgendes Bild: 40 Prozent der Kranken werden vollständig geheilt, 30 Prozent erholen sich von ihrer Krankheit beträchtlich, bei 20 Prozent ergibt sich keine Veränderung, und bei 10 Prozent soll der Tod eintreten. Die Prognose soll um so günstiger sein, je gesünder die Patientinnen vor der Krankheit waren, je jünger sie von der Krankheit befallen werden und je schneller sie eine sachgerechte Therapie beginnen. Die Prognose ist schlechter, wenn psychiatrische Krankheiten vorausgehen, wenn eine Chronifizierung beginnt, wenn wegen mangelnder Einsicht oder auch aus anderen Gründen eine mangelnde Therapiebereitschaft vorhanden ist und wenn sich gravierende Folgen im körperlichen, seelischen und auch sozialen Bereich eingestellt haben.

Zusammenfassung

Bei der Behandlung der Anorexie kann man didaktisch vereinfacht eine Motivations- bzw. Kontrollphase und eine Autonomie- bzw. Therapiephase unterscheiden. Die Therapie kann in drei sich überschneidenden Ebenen ablaufen:

- Auf der medizinischen Ebene müssen die körperlichen Folgeerscheinungen und Komplikationen behoben werden.
- Die familientherapeutische Ebene setzt sich mit familiärer Dysfunktionalität auseinander und nutzt die gesunden Familienkräfte und Ressourcen für die Überwindung der Krankheit.
- Die einzeltherapeutische Ebene gibt dem Magersuchtkranken Raum und Zeit, seine Identität und sein Selbstvertrauen zu stärken und ein selbständiger, freier und gesunder Mensch zu werden.

Indikation für die stationäre Therapie

Eine stationäre Therapie, sei es in der psychiatrischen Klinik oder im Krankenhaus, ist in folgenden Situationen nötig:

1. Bei starker Gewichtsabnahme:
   Wenn das Gewicht 40 bis 50 Prozent unter dem Idealgewicht liegt, muß eine stationäre Therapie erwogen werden. In solchen Phasen kann nur ambulant behandelt werden, wenn die Patientinnen regelmäßig hausärztlich und internistisch kontrolliert werden und wenn eine kooperative Familie zur Mithilfe bereit ist, damit die Magersuchtkranke auch zu Hause anfängt zu essen.

2. Auch ausgesprochene Depressivität mit ernster Selbstmordgefahr kann eine stationäre Behandlung nötig machen. Hier läßt sich das gleiche sagen wie bei Gewichtsabnahme: Wenn die Familie fähig und bereit ist, genügend Verantwortung zur Kontrolle und Überwachung des selbstmordgefährdeten Pa-

tienten zu übernehmen, können diese Magersüchtigen auch ambulant behandelt werden. Nach meiner Erfahrung ist die Behandlung von selbstmordgefährdeten Patienten nach gut angelaufener Therapie, wenn sich ein Vertrauensverhältnis gebildet hat, nicht schwierig. Eine besonders gefährliche Phase ist der Anfang der Therapie, während der Überweisung vom Hausarzt an den psychiatrischen Facharzt.

3. Eine Einweisung ins Krankenhaus ist vonnöten, wenn lebensbedrohliche Komplikationen aufgetreten sind. Dabei sind zu nennen: schwere Elektrolytstörungen (Hypokaliämien mit möglichem Herzstillstand und Nierenschädigungen), Eiweißmangelerscheinungen, bedingt durch Unterernährung oder Abführmittelmißbrauch mit folgendem Mangelabsorptionssyndrom, schwere Magen-Darm-Störungen (Magenerweiterung mit Gefahr der Magenruptur, starke Speiseröhrenentzündung, Ileus, Entzündung des Dick-/Dünndarms), schwere entzündliche Prozesse, z. B. Lungenentzündung. Lange Klinikaufenthalte von Magersüchtigen dagegen sind meiner Auffassung nach nicht sinnvoll, wenn im Krankenhaus der nötige therapeutische Rahmen fehlt.

4. Bei chronisch gewordenen Fällen, die einer ambulanten Therapie trotzen, muß immer auch eine stationäre psychiatrische Behandlung erwogen werden. Das ist fast immer dann nötig, wenn chronisch Magersüchtige massiv untergewichtig sind. Zur Gewichtszunahme benötigen sie meistens den stationären Rahmen.

5. Wenn die Patientin sozial extrem isoliert, chronisch krank ist und von nirgendwoher Hilfe bekommt.

6. Wenn die Familiensituation sehr schlecht ist und die Kranke in unheilvolle familiäre Konflikte trotz ambulanter Therapie verstrickt bleibt.

7. Wenn die Anorexia nervosa von anderen schweren psychischen Krankheiten begleitet ist.

Ratschläge für Magersuchtkranke

1. Die Magersucht ist eine ernste und lebensbedrohliche Erkrankung, welche medizinische und psychotherapeutische Behandlung braucht.

2. Wenn sich bei Ihnen alles nur noch ums Essen dreht, wenn Ihnen der Gedanke an die Gewichtszunahme Angst bereitet, wenn Sie gewichtsmäßig unter dem Idealgewicht sind, wenn Sie Hunger und Müdigkeit nicht mehr spüren oder das vorgeben, dann leiden Sie wahrscheinlich an einer Magersucht.

3. Überwinden Sie in solchen Situationen Ihren Stolz, es doch noch selber zu schaffen, weil das nicht gelingt. Wahre menschliche Stärke besteht darin, eigene Schwäche einzugestehen und etwas gegen sie zu unternehmen. Suchen Sie darum den Hausarzt, einen Psychiater oder einen Psychotherapeuten auf.

4. Wenn Sie die Therapie begonnen haben, kommen Sie um die Gewichtszunahme nicht herum. Stellen Sie sich den diesbezüglichen Ängsten; Sie können darüber mit Ihrem Psychotherapeuten sprechen.

5. Versuchen Sie, pro Woche zirka ein halbes Kilo zuzunehmen. Sie sollten aber nicht mehr als drei Kilo zunehmen, weil sonst die »Wiederauffütterungskrankheit« auftreten kann.

6. Konsultieren Sie in der Phase, während der Sie das Essen umstellen müssen, eine Diätberaterin, mit der Sie einen Eßplan erarbeiten können. Die Diätassistentin kann Ihnen weitere wertvolle Ratschläge für eine ausgeglichene und gesunde Ernährung geben.

7. Ob Sie einen weiblichen oder männlichen Therapeuten wählen, hängt von Ihrem eigenen Bedürfnis ab, vielleicht auch von Ihrer Lebensgeschichte.

8. Nehmen Sie an einer Selbsthilfegruppe für eßgestörte Menschen teil. Solche Gruppen gibt es heute in allen großen Kreisstädten. Sie können Ihnen wesentlich helfen, wenn sie die nötige Therapie auch nicht ersetzen.

9. Brechen Sie die Therapie nicht zu früh ab. Sie sollten nicht nur die Eßstörungen überwinden, sondern freier und selbständiger werden.

10. Lassen Sie sich von den Familienmitgliedern helfen. In der Akutphase sollten Sie Ihre Herkunftsfamilie wenn möglich nicht verlassen, sondern so lange bei den Eltern bleiben, bis die akute Krise überwunden ist. Anschließend können Sie die notwendigen Schritte zur Ablösung von den Eltern vollziehen.

Ratschläge für Eltern

1. Bagatellisieren Sie die beginnende oder ausgebildete Magersucht Ihrer Tochter nicht, da es sich um eine lebensbedrohliche Krankheit handelt. Diese braucht medizinische und psychotherapeutische Hilfe.

2. Setzen Sie einer nötigen psychiatrisch-psychotherapeutischen Behandlung keinen Widerstand entgegen. Wohl hat die Magersucht körperliche Symptome, sie ist aber doch vorwiegend seelisch bedingt. Der Hausarzt ist nötig, aber nicht ausreichend. Er muß ergänzt werden durch den Psychiater bzw. den Psychotherapeuten. Eine magersüchtige Tochter zu haben ist keine Schande, wohl aber aus falschem Stolz und Scham der nötigen Psychotherapie aus dem Weg zu gehen.

3. Bei starker Abmagerung ist häufig eine Einweisung in ein Krankenhaus oder in eine psychiatrische Klinik

nötig. Dieser Schritt sollte durch die Eltern nicht sabotiert oder verhindert werden.

4. Meistens ist besonders in der akuten Phase die tatkräftige Mithilfe der Eltern und Geschwister nötig. Gewähren Sie Ihrer Tochter diese Hilfe, wenn sie die Hilfe hie und da auch ablehnt und ein negatives Verhalten an den Tag legt.

5. Wenn immer möglich, sollte die magersüchtige Tochter die Initiative zur Therapie ergreifen. Falls sie das nicht tut, muß in besonderen Notsituationen auf sie Druck ausgeübt werden. In lebensbedrohlichen Zuständen ist gegebenenfalls eine stationäre Therapie auch gegen den Willen der Tochter notwendig.

6. Versuchen Sie, gut mit dem jeweiligen Therapeuten oder der jeweiligen Klinik zusammenzuarbeiten. Wenn die magersüchtige Tochter die einheitliche Haltung der Eltern und der Therapeuten spürt, ist die Heilungschance am größten.

7. Eventuell haben Sie Angst davor, daß Ungereimtheiten der Familie durch die Therapie zutage treten. Ein guter Therapeut wird Ihnen behilflich sein, diese konflikthaften Ungereimtheiten zu klären und zu überwinden. Die ideale, fehlerfreie Familie gibt es nur in Romanen.

Die Eßsucht
(Bulimia nervosa)

Daseinsanalytische Therapie bei einer Patientin mit Bulimia nervosa*

Alice Federle wurde mir im Alter von 23 Jahren durch ihren Hausarzt, der die Familie Federle lange kennt, zur Psychotherapie überwiesen. Ihn hatte die Patientin wegen einer langwierigen, fiebrigen Erkältungskrankheit aufgesucht. Der Hausarzt konnte keine körperlich pathologischen Befunde finden. Ihm vertraute nun die Patientin ihr langjähriges Leiden an. Im Zuweisungszeugnis schreibt der Arzt: »Im Verlauf unseres Gesprächs stellte ich fest, daß die Patientin psychische Probleme hat. Sie ist lust- und antriebslos, fühlt sich unsicher und nicht entscheidungsfähig. Sie leidet an mangelndem Selbstbewußtsein und ist besorgt wegen Übergewichts, das medizinisch gesehen überhaupt nicht zutrifft (55 Kilogramm bei einer Körpergröße von 165 Zentimetern). Sie steckt in diesem Zusammenhang oft den Finger in den Hals, um zu erbrechen, und es stellt sich die Frage, ob eine Anorexia mentalis dahintersteckt. Sie stammt aus einer Familie mit geordneten Verhältnissen und steht mit ihren Eltern in gutem Einvernehmen, getraut sich aber nicht, mit ihnen über ihre Probleme zu reden.«

---

* Dieses und das nächste Kapitel sind Überarbeitungen einer Veröffentlichung, die 1987 in der Zeitschrift *Daseinsanalyse* erschienen ist. Die Daseinsanalyse versteht sich als eine tiefenpsychologisch orientierte Psychotherapie, die einerseits aus der Psychoanalyse Sigmund Freuds hervorgegangen ist, andererseits auf den philosophischen Grundlagen Martin Heideggers beruht. Ausführlicher dargestellt durch Condrau (1989).

Das Erstgespräch

Aufgrund dieses hausärztlichen Zeugnisses war ich gespannt, was ich da wohl für eine »normalgewichtige Anorektikerin« zu Gesicht bekäme. Und ich war überrascht: Im Wartezimmer trat mir eine besonders attraktive, geschmackvoll gekleidete schwarzhaarige Mittzwanzigerin entgegen. Sie trug eine ausgesprochen eng anliegende weiße Hose und einen roten weiten Pullover. Sie gab mir forsch und bestimmt die Hand und ging mir in sehr sportlichem Gang in mein Sprechzimmer voraus. Doch da war es mit dem Selbstbewußtsein zu Ende. Unsicher, das ganze Zimmer und auch mich ängstlich musternd, setzte sie sich in den angebotenen Stuhl. Sie konnte kaum reden, stockte, sprach wie gegen einen Widerstand, einen Satz beginnend, ausgesprochene Worte wieder zurücknehmend. Dazwischen geriet sie ins Weinen, wobei sie sich das Weinen kaum erlaubte und die Tränen in beschwörender Gestik immer wieder abwischte. Auffallend schienen mir ihre depressive Grundstimmung, ihre Unentschlossenheit und Zwiespältigkeit allem gegenüber. Diese Unentschlossenheit sei eines ihrer Hauptprobleme, bemerkte sie.

Auf mich wirkte dieses widersprüchliche Verhalten äußerst merkwürdig. Hatte ich es mit einer psychosenahen Patientin zu tun? Zumindest machte sie auf mich einen schwer gestörten und kranken Eindruck. In der ersten und auch noch in weiteren Stunden führte ich mit der Patientin strukturierte Gespräche, einerseits, um mir einen Überblick zu verschaffen, andererseits, um durch auftauchende Fragen der Patientin den so nötigen Halt zu geben. So konnte Frau Federle zunehmend zusammenhängender und geordneter sprechen, und ihr bizarres Verhalten verlor sie schon nach den ersten Stunden. Sie erzählte mir recht ausführlich ihre Lebensgeschichte und ihren Leidensweg.

Lebensgeschichtliche Daten

Die Patientin entstammt einer angesehenen Mittelschichtfamilie. Der Vater ist ein erfolgreicher Versicherungsvertreter. Er hat es trotz ärmlicher Herkunft durch Ausdauer und Fleiß zu Wohlstand gebracht. Aber dieses fleißige Arbeiten forderte von der Familie einen hohen Preis. Der Vater war nervös und schonungsbedürftig, und man behandelte ihn wie einen »Unberührbaren«. Alice war sein Lieblingskind. Sie bereitete ihm keine Sorgen, tat jeweils, was er verlangte. Von eigenen Nöten redete sie zu Hause kaum, niemals beim müden Vater, selten bei der nicht minder müden, durch die sechs Kinder gestreßten Mutter. Über die Ehe der Eltern berichtete Alice, daß nie Streit herrsche und daß die Mutter den Vater daheim schone. Sie wisse andererseits, daß der Vater gar keine Kinder gewollt habe, doch habe die Mutter es geschafft, sechs Kinder zu bekommen.

Eine Lieblingsbeschäftigung der rundlichen Mutter war das Backen und Kochen.
Diese Kochkünste wollten auch honoriert werden. Recht resolut konnte sie sich über längere Zeit schmollend zurückziehen, wenn die Kinder das Gekochte und Gebackene nicht schätzten und aßen. Auch hierbei war Alice der Sonnenschein der Familie. Sie aß immer brav und wurde gerühmt. Jedoch nahm diese »Sonne« auch an Gewicht zu und wurde zumindest pummelig. Als pummeliges Musterbeispiel von den Eltern gelobt, steckte sie von den Geschwistern Hohn und Neckereien ein. Doch wollte sie keinesfalls die Zuneigung der Eltern verlieren und war deshalb auch besonders fleißig in der Schule. Und was tat es schon, wenn sie seit frühester Kindheit schüchtern und ängstlich war. Trotz einer gewissen hintergründigen Pfiffigkeit und ihrer Vorliebe, vor allem im Zusammensein mit ihrem verehrten ältesten Bruder auch einen Bubenstreich zu spielen, blieb sie zu Hause und auch in der Schule die Angepaßte, die alles schluckte, den Respektspersonen Ehre zollte und für sich selbst nichts beanspruchte. Als Alice die fünfte Klasse besuchte, zog die ganze Familie in ein größeres Städtchen. Diesen Umzug hat die Patientin in schlechter Erinnerung, weil sie nun ihre Freundin verlor, was um so schwerer wiegend war, da sie schon als Kind eher schwer Kontakt fand. Nach anfänglichem Leistungsabfall in der Schule war sie jedoch bald wieder die alte, brav, angepaßt, fleißig und von Lehrern und Eltern geschätzt.

Mit 14 Jahren hatte Alice die Menarche.

Da sie sexuell durch die Mutter aufgeklärt war, schlug die erste Menstruation bei ihr keine allzu großen Wellen. Sie habe sie weder mit Freuden noch mit Schrecken erlebt. Nach anfänglich unregelmäßigem Zyklus normalisierte sich dieser innerhalb kurzer Zeit. Was ihr aber zunehmend zu schaffen machte, war ihre Figur oder, wie sie wörtlich sagte: »Ich litt unter dem zu dicken Hintern und den zu kleinen Brüsten.« Die Hänseleien der Mitschüler waren ihr ein Greuel, und das Lob ihrer Eltern bezüglich ihrer vorzüglichen Eßgewohnheiten erfüllte sie mit Wut. Doch trotz innerlichem Protest gegen die Eltern wagte sie es nicht – etwa wie ihre Schwestern – rebellisch zu werden. In dieser prekären Situation fand sie Rettung bei einer neuen Abmagerungsmethode, die in der Schule bei ihren Mitschülerinnen in Mode gekommen war: den Finger in den Mund zu stecken und zu erbrechen. Sie konnte also zu Hause normal essen und so die Eltern befriedigen und nahm doch an Gewicht ab. Doch damit begann ein Teufelskreis, dem sie in den folgenden Jahren unentrinnbar ausgeliefert war und der zwanghaften und süchtigen Charakter annahm.

Neben der ungetrübten Anerkennung durch Eltern und Lehrer fand sie aufgrund ihrer guten Figur und ihrer Attraktivität auch Beachtung bei den Mitschülern. Mit 16 Jahren befreundete sie sich mit einem gleichaltrigen Jungen, mit dem sie bald sexuelle Beziehungen aufnahm. Während der etwa zweijährigen Freundschaft mit Markus nahm sie, mit Ausnahme von kurzen Unterbrechungen, die Pille und menstruierte dementsprechend regelmäßig. Es war für sie ein schrecklicher Schlag, als sich ihr Freund mit 18 Jahren mehr und mehr den Drogen zuwandte. Da dies auch ihren Eltern zu Gehör kam, mußte sie bald die Freundschaft abbrechen, was ihr sehr weh tat. Sie verlor unter dem Trennungsschmerz 8 Kilogramm Körpergewicht, wog während kurzer Zeit noch etwa 45 Kilogramm, wobei auch den Eltern bange wurde. Sie hatte aber auch damals ihre Eß- und Brechgewohnheiten nicht geändert. Trotzdem menstruierte sie nach Absetzen der Pille normal weiter. Bald nahm sie auch wieder auf etwa 52 bis 55 Kilogramm zu, ein Gewicht, das sie seither immer hielt.

Ein besonderes Problem war die Berufswahl.
Sie wäre gern Kindergärtnerin geworden. Das paßte aber den Eltern nicht. Der Vater als Fachmann in der Versicherungsbranche schlug vor, daß die Tochter eine kaufmännische Lehre bei einer renommierten Versicherungsgesellschaft machen sollte. Und einmal mehr muckte Alice nicht auf, sondern erfüllte als brave Tochter den Wunsch ihres Vaters. Die kaufmännische Lehre war seiner Auffassung nach das Ideale für eine Frau: Sie kostete nicht allzuviel und gab gute Verdienstmöglichkeiten. Gegen die Lehre sträubte sich Alice insgeheim, doch nach außenhin war sie wie früher brav und fleißig. Nur traten hier und da in der Folge Unpäßlichkeiten und leichte Fieberschübe auf, die nie eine richtige medizinische Erklärung fanden. Es kam zu einem brillanten Lehrabschluß, und Alice hat bis zu Beginn der Therapie immer als Sachbearbeiterin bei der gleichen Versicherungsgesellschaft gearbeitet, wobei sie es zur stellvertretenden Gruppenleiterin von fünf Mitarbeitern brachte.

Mit 20 Jahren lernte sie Bruno kennen.
Bruno war neun Jahre älter und von Beruf Zimmermann. Alice bewunderte seine muskulöse Figur und seine Kraft. Es gefiel ihr, daß er unter Kollegen etwas galt. Weil sich ihre Eltern gegen die Beziehung zu Bruno stemmten, zog sie von zu Hause aus und wohnte in der Folge mit Bruno zusammen. Dabei mußte sie feststellen, daß Bruno unzuverlässig war und Schulden machte. Da er ihr auch intellektuell nicht gewachsen war, entsprach er immer weniger ihrem Idealbild eines zukünftigen Ehemannes. Hin und her gerissen, gab Alice ihm schließlich den Laufpaß und zog nach Lausanne. Dort war im Rahmen ihrer Versicherungsgesellschaft eine Stelle frei geworden. Doch hatte sie sich offensichtlich überschätzt. Sie war einsam, und was ihr früher in vertrauter Umgebung nie so richtig klargeworden war, trat nun zutage. Sie hatte fürchterliche Kontaktängste, was sie daran hinderte, am Arbeitsplatz oder in der französischen Abendschule Kontakte zu knüpfen. Jedes Wochenende kehrte sie quasi als verlorene Tochter zu den Eltern heim und nahm reumütig wieder mit Bruno Kontakt auf. Nur so hielt sie Einsamkeit und Angst während eines Jahres in Lausanne aus. In dieser Zeit der völligen Entfremdung und

Entwurzelung setzte die Regel aus, und sie menstruierte erst wieder, als sie nach der Rückkehr nach Zürich die Pille nahm. In Lausanne hatten sich die Eß- und Brechanfälle noch verstärkt. Sie traten regelmäßig abends auf, aber häufig auch schon mittags oder zu anderen Tageszeiten.

Gegen den Wunsch ihres Freundes wohnte sie nach der Rückkehr bei ihren Eltern.

Damals trennte sie sich erneut kurze Zeit von ihrem Freund, weil sie im Büro einen Nationalökonomen kennengelernt hatte. Das sei Balsam auf das Herz ihrer Mutter gewesen. Doch sie selber konnte sich nicht so richtig für den neuen Freund erwärmen und trennte sich bald von ihm. Sie nahm die zwiespältige Freundschaft mit Bruno wieder auf. Er war auch der einzige, der von ihren Nöten etwas wußte, von ihren depressiven Verstimmungen und auch ihren Brech- und Freßanfällen.

Therapieverlauf

Nach etwa vier Therapiestunden hatte sich die Patientin soweit beruhigt, daß ein normales Gespräch möglich war. Sie schien sich bei mir nun wohler zu fühlen. Ich meinerseits hatte mir in der Zwischenzeit einen recht guten Überblick verschaffen können. Es handelte sich bei Alice um eine intelligente, differenzierte Frau, die sich beruflich bewährt hatte. Sie war jedoch nicht fähig, für sich den eigenen nötigen Lebensraum zu beanspruchen und zu behaupten, sondern lebte äußerlich angepaßt, hin und her gerissen zwischen den Wünschen der Eltern einerseits und denen des Freundes andererseits. Zudem war sie bestrebt, durch äußere Attraktivität und eine »konforme« Figur den gesellschaftlichen Ansprüchen zu genügen. Allerdings mußte sie dafür einen teuren Preis zahlen. Sie litt unter einer selten starken Zwiespältigkeit, massiven Selbstzweifeln, Unsicherheitsgefühlen und depressiven Verstimmungszuständen, wobei von alldem nur ihr Freund etwas wußte. Mit dem stand sie in ambivalenter Beziehung. Zu Beginn der Therapie war sie den Brech- und Freßanfällen völlig erlegen. Immer wieder versuchte sie zu fasten, vor allem während des Tages, doch kam es auch in Arbeitspausen häufig vor, daß sie sich auf der Toilette überaß und das Gegessene wieder erbrach. Auch der Aufmunterung von Arbeitskollegen, mit essen zu gehen, konnte sie kaum widerstehen. Jedoch mußte sie auch dieses Essen jeweils zwanghaft wieder erbrechen. Kam sie abends heim, hatte die Mutter ein gutes Abendessen bereit. Sie aß anfänglich, um der Mutter Genüge zu leisten. Hatte sie mit dem Essen einmal begonnen, begann es ihr zu schmecken, so daß sie sogar noch aufaß, was an Resten da war. Anschließend fühlte sie sich hundeelend und erbrach fast wie in einem zwanghaften Reinigungsakt das Gegessene wieder. Durchschnittlich hatte sie zwei bis drei Freß- und Brechanfälle täglich.

Es schien mir bei der Patientin aufgrund ihres Leidensdrucks und ihrer Differenziertheit die Voraussetzungen für die Durchführung einer daseinsanalytischen Therapie gegeben. Eine Familientherapie war unmöglich, da Alice keineswegs bereit war, ihre Eltern und Geschwister in »ihr Geheimnis« einzuweihen. Als ich ihr eine daseinsanalytische Psychotherapie vorschlug, ging sie auf meine Ausführungen nicht ein, sagte mir aber, sie habe drei Wochen Ferien und käme erst zirka in einem Monat wieder. So vereinbarte ich mit ihr einen Termin nach den Ferien.

Als ich ihr nach ihrer Rückkehr vorschlug, auf der Couch Platz zu nehmen, setzte sie diesem Vorschlag heftigsten Widerstand entgegen. Sie komme sich lächerlich vor, so vor mir zu liegen. Überhaupt frage sie sich auch, was bei ihr eine analytische Psychotherapie solle. Sie analysiere sich selber genügend, wobei sie sich damit nur lähme. Von mir erwarte sie ein paar gute Ratschläge, damit sie aus ihrer Unsicherheit und Zwiespältigkeit herausfinde. Ich wies sie darauf hin, daß sie solche Ratschläge ja schon genügend bekommen habe, und fragte sie, was diese Ratschläge ihr genützt hätten. Eine Analyse bedeute andererseits nicht Zerlegen und Zerstückeln, sondern das Sichtbarmachen ihrer menschlichen Eigenart und das Freilegen ihrer unverkennbaren Kräfte und Fähigkeiten. Auf der Couch könne sie mehr in sich gehen und müsse nicht auf meine Mimik und Gestik reagieren. Nach meinem beruhigenden und klärenden Votum war Alice zu einem Kompromiß bereit. Sie wollte sich auf die Couch legen, jedoch nur in Bauchlage und mit mir zugewandtem Gesicht. Eine andere Lage mache ihr zuviel Angst, da sie mich nicht sehen könne und mich noch zu wenig kenne. Ich nahm ihren Vorschlag an.

In dieser Position begann nun eine Art Flirtphase.
Die Patientin lag auf der Couch mit erhobenem, mir zugewandtem Gesicht, das sie meistens auf ihre Hände stützte. Sie war freundlich, lächelte häufig, weinte zwischendurch, reckte die Beine in die Höhe, etwa wie eine Badeschönheit am Meeresstrand. Zu mir sagte sie in den folgenden Stunden, daß sie gern käme, allerdings etwas Lampenfieber habe und sich schäme, über alles zu reden. Bald berichtete sie auch, daß sie nun seltener erbreche und ihre Eßgewohnheiten zunehmend unter Kontrolle habe. Sollte ich stolz sein auf diese wundersame Fügung, so schnell bei einer schwer gestörten Frau die jahrelangen Brech- und Freßanfälle geheilt zu haben? Skepsis erfüllte mich, da die Patientin sich nun offensichtlich auch bei mir anpaßte. Zu der Haltung auf der Couch und der schnellen Heilung sagte ich nichts, sondern ließ es einfach geschehen.
In der Anfangszeit erzählte mir Alice drei die Herkunftsfamilie betreffende Träume. Vom ältesten Bruder träumte sie folgendes: *»Ich liege mit meinem ältesten Bruder zusammen im Bett. Ich genieße dieses enge Zusammensein mit ihm. Wir tauschen Zärtlichkeiten aus, wobei es schließlich auch zur sexuellen Vereinigung kommt. Ich bin glücklich dabei.«*
Alice erzählte diesen Traum ungern und gab dies auch unumwunden zu. Im Traum selber sei sie glücklich gewesen, doch im Wachen habe sie sich Gedanken gemacht, und sie schäme sich. Es sei schon ein schweres Stück, mit dem Bruder sexuelle Beziehungen zu unterhalten. Ich fragte sie nach der Beziehung zum Bruder, wobei sie antwortete, der Bruder sei für sie das Idealbild eines Mannes. Wäre er nicht der Bruder, würde sie ihn heiraten. Therapeutisch schien es mir angebrachter zu sein, die Liebe und zärtliche Verbundenheit gegenüber dem Bruder als symbiotische Verschmelzung mit dem kraftvoll Männlichen zu deuten, statt als rein sexuellen Akt, dessen sich die Patientin schämte, weil sie die Inzestschranke träumend überschritten hatte.

Anders als zum Bruder stand sie zur älteren Schwester. Der folgende, ebenfalls aus der Anfangsphase der Therapie stammende Traum gibt darüber Auskunft:

»Mit meiner älteren Schwester habe ich einen fürchterlichen Streit. Ich weiß nicht, was den Streit entfacht hat und wo wir uns aufhalten. Doch plötzlich werde ich von solcher Wut befallen, daß ich ein Messer nehme und meine Schwester ersteche.«

Alice erklärte zu diesem Traum, daß sie auch im Wachen häufig Wut, Ärger und Neid der Schwester gegenüber empfinde. Diese hätte zu Hause auf die Eltern und den Hausfrieden wenig Rücksicht genommen. Sie sei meistens mit dem herausgeplatzt, was sie geplagt hätte, gleichgültig, ob das den Eltern gefallen habe oder nicht. Sie selber dagegen habe geschwiegen, habe sich aufgeopfert zur Wahrung der familiären Harmonie. Die Schwester sei nun verheiratet und habe ein Kind. Sie entspreche nun mehr den elterlichen Vorstellungen als sie.

Mir schien an diesem Traum wesentlich, daß Alice mit ihrer Schwester im Streit steht und daß sie von einer nicht kontrollierbaren Wut befallen wird, so daß sie die Schwester umbringt. Da die Beziehung zur Schwester von Alice selber ausführlich erzählt wurde, streifte ich fragend den zweiten Umstand, ob sie auch im Wachen befürchte, die Herrschaft über ihre Gefühle und sich selber zu verlieren, was Alice bejahte. Doch wurde versucht, zu differenzieren und diesen Kontrollverlust nicht in seiner Absolutheit stehen zu lassen.

Die Beziehung zum Vater drückt sich im folgenden Traum aus:

»Mit meinem ältesten Bruder klettere ich entlang einer hohen Stange auf ein Hochhausdach, auf welchem mein Vater steht. Er regiert und reguliert alles. Ich weiß, daß es sich bei der Sache, die ich mit dem Vater und dem Bruder erledigen muß, um etwas sehr Wichtiges handelt. Doch worum es geht, weiß ich nicht. Während des Kletterns habe ich fürchterliche Angst, herunterzufallen. Ich erreiche das Dach nicht, sondern erwache in einem starken Angstzustand.«

Alice meinte zu diesem Traum, daß der Vater für sie und die anderen Kinder immer unerreichbar war. Als sehr beschäftigter Versicherungsvertreter sei er zu Hause unansprechbar gewesen. Alle hätten auf ihn Rücksicht genommen. Doch befohlen habe er. Zudem habe er sich den Söhnen gegenüber anders gezeigt als den

Töchtern. Frauen seien für ihn gut als Hausfrauen. Beruflich traue er ihnen nichts oder wenig zu. Sie selber habe beim Vater in der letzten Zeit an Kredit verloren. Ihr berufliches Weiterkommen zähle nicht. Als Hausfrau habe sie wenig zu bieten, da sie kein häuslicher Typ sei und auch keinen zuverlässigen Lebenspartner gefunden habe.

Aus dem Traum geht deutlich hervor, daß Alice den weit über ihr befindlichen Vater erreichen will, was ihr aber nicht gelingt. Der Vater steht auf einem Hochhausdach weit über seinen Kindern, welche ihn vergeblich wegen einer sehr wichtigen Sache strampelnd zu erreichen versuchen. Im Traum ist der Versuch, dem Vater näherzukommen, verbunden mit Angst und mit dem Erklimmen von unerreichbarer Höhe. Auch im Wachleben traute sich Alice nicht, sich dem Vater zu nähern und sich so zu zeigen, wie sie ist, sondern versuchte, äußerlich seinen Wünschen zu entsprechen. Der Zusammenhang zwischen Traum und Wachleben, auf den ich hinwies, schien Alice einzuleuchten.

Schon zu Beginn der Therapie hatte die Patientin den Wunsch geäußert, von zu Hause auszuziehen.

Sie suchte schon seit längerer Zeit eine Wohnung, doch fand sie angeblich nie eine geeignete. Nach solchen Mißerfolgen kam sie verstimmt in die Therapie und beklagte sich über ihr einzigartiges Schicksal, im Leben soviel Pech zu haben. Nach wiederholten Wehklagen ihrerseits stellte ich die Frage, warum sie wohl bei der Wohnungssuche soviel Pech habe. Alice schien zuerst konsterniert, doch dann dachte sie nach. Wenn sie wirklich eine eigene Wohnung nähme, käme einiges auf sie zu. Wie sollte sie es daheim sagen? Der Freund wünschte, daß sie zu ihm zog, was sie nicht wollte. Die Eltern rechneten ihr vor, wieviel günstiger sie zu Hause wohne als anderswo. Schließlich waren da noch eigene Ängste: Kontaktängste gegenüber neuen Nachbarn, Angst vor dem Alleinsein und auch die Befürchtung, beim Alleinsein die Kontrolle über das Essen zu verlieren. Doch diese intensive Auseinandersetzung mit den Motiven für den Mißerfolg bei der Wohnungssuche zeigte bald ihre Früchte. Nach etwa vier Monaten Therapie berichtete Alice mit sichtlichem Stolz, sie habe nun eine Wohnung gefunden. Sie schien an Selbstbewußtsein und

Selbstvertrauen zu gewinnen, was sich auch darin zeigte, daß sie nun plötzlich auf der Couch von der Bauch- in die Rückenlage wechselte. Bald traten jedoch wieder die alten Zweifel auf. Welcher Logik folgte sie eigentlich, wenn sie von zu Hause auszog, wo es ihr so gut gefiel? Als sie zum erstenmal in der gemieteten leeren Wohnung stand, hatte sie das Gefühl, von dieser quasi aufgesogen zu werden. Wie sollte sie sie einrichten, welche Möbel kaufen, wo die Möbel hinstellen? So wie diesmal war sie noch nie von zu Hause ausgezogen. Beim ersten Mal war sie gleichsam zum Freund geflüchtet, vom Freund dann nach Lausanne, angeblich aus Berufsgründen. Diese Gründe gab es nun nicht mehr. Diesmal war es ein Ausziehen oder besser gesagt ein Einziehen zu sich selbst in ihre eigene Wohnung.

Überraschend aß die Umgebung die Suppe auch nicht so heiß, wie sie in Alices Phantasie gekocht wurde. Die Mutter zog sich nicht wie früher häufig in den Schmollwinkel zurück, und der Vater war nicht der Gekränkte und Verletzte. Die Mutter half beim Wohnungseinrichten und vertraute dabei zu Alices Überraschung dieser in einem der ersten vertraulichen Gespräche an, wie gern sie auch einmal allein gewohnt hätte. Der Vater half beim Umzug, und dem Freund blieb auch nichts anderes übrig, als hilfreich zur Hand zu gehen.

Kurze Zeit genoß Alice die neue Freiheit.
Doch bald zeigten sich auch deren Kehrseiten. Den Freund beispielsweise mußte sie nun von sich aus abweisen, konnte nicht mehr wie zu Hause die Rücksichtnahme den Eltern gegenüber anführen, wenn sie es vorzog, nachts allein zu schlafen. Überhaupt rückte die Beziehung zum Freund in der nächsten Therapiephase in den Mittelpunkt. Sie schätzte seine Stärke, seine Unbekümmertheit, seine Beliebtheit im Freundeskreis und seine Gutmütigkeit. Er mache für sie alles, drücke auch immer wieder seine Bewunderung für ihre Schönheit und Intelligenz aus und bezeige seine Liebe ihr gegenüber. Doch gab es da auch seine Unzuverlässigkeit, vorab in materiellen Belangen, sein In-den-Tag-Leben, seinen Motorradfimmel, sein Desinteresse an geistigen Belangen und seine zeitweise ekelhafte Ungepflegtheit. Alice faßte ihre Situation in dem Satz zusammen: »Ich liebe einen

Mann, den ich nicht akzeptiere, und darüber schäme ich mich.«
Die Absolutheit dieses Satzes sprach ich an; ob sie nicht viele Seiten des Freundes annehme, andere ablehne? Alice bejahte meinen
fragenden Einwand.

In der nächsten Zeit war Alice meistens gut gestimmt, selbstbewußter und sprach von sich aus über ihre Mühe, sich in Beziehungen einzulassen. Sie erzählte, daß sie neben ihrem Freund
noch einen Mann kenne, dem sie sich ebenfalls anvertraue und
mit dem sie das bespreche, was sie mit dem Freund nicht bereden
könne. In jeder Beziehung wolle sie immer eine Hintertür haben,
falls es brenzlig werde.

Diese Hintertür begann sie nun auch in der
therapeutischen Beziehung nach etwa dreivierteljähriger Therapie
immer wieder zu benutzen.

Wiederholt rief sie kurz vor der Therapiestunde an, daß sie eine
wichtige Geschäftsbesprechung habe und nicht kommen könne.
Mit mir hatte sie sich anfänglich flirtend eingelassen, wohl in der
Absicht, die von ihr gefürchtete männliche Stärke des Therapeuten einzuschläfern und zu betören. Nach Stärkung ihres Selbst-
bewußtseins und ihres Selbstvertrauens zeigte sie sich vorübergehend offener und ließ sich gefühlsmäßig stärker in die
therapeutische Beziehung ein. Dieses Sich-Öffnen entfachte aber
zweifellos erneut ihre Beziehungsängste mir gegenüber. Die Folge
war, daß sie sich langsam aus der Therapie durch Stundenabsagen
zurückzuziehen versuchte. Über diesen therapeutischen Bezie-
hungsablauf wurde eingehend mit Alice gesprochen, und es wurde noch einmal die anfängliche Abmachung unterstrichen, daß
kurzfristig abgesagte Stunden verrechnet würden. In diesem
Punkt war ich nämlich ebenfalls der Patientin gegenüber in eine
Schonhaltung geraten und mußte nun registrieren, daß sich
meine Gutmütigkeit kontraproduktiv auswirkte. Alice reagierte
vor allem auf die angedrohten Rechnungen für nicht eingehaltene
Stunden mit Wut und Protest, aber doch auch mit Verständnis.

In der folgenden Zeit konnte sie über ihre tiefe Beziehungsangst,
insbesondere Männern gegenüber, offener sprechen. Diese Angst
zeigt sich in zwei Träumen, die sie kurz hintereinander nach
einem Jahr Therapie hatte und erzählte.

Der erste Traum hatte folgenden Inhalt:

»Ich bin mit einer ehemaligen Freundin aus der Lehrzeit zusammen. Diese wird von ihrem Freund und anderen Männern verfolgt. Ich befinde mich der Freundin gegenüber in einer starken männlichen Rolle und versuche, sie gegen die Männer zu beschützen, wobei ich sie liebkose und mit ihr vor den Männern fliehe. Diese holen uns jedoch ein, überfallen uns brutal und hacken uns die Beine ab, was mich sehr schmerzt.«

Zum Traum erzählte Alice, daß die besagte Freundin wieder in ihrem Geschäft arbeite. Diese habe eine schwere Auseinandersetzung mit ihrem Freund, von dem sie sich tatsächlich trenne. Etwas schamvoll fügte sie bei, daß sie sich zu dieser Freundin auch erotisch hingezogen fühle, was ihr auch schon bei anderen Frauen passiert sei. Wie im Traum fühle sie sich auch im Wachleben der Stärke der Männer ausgeliefert. Was könne eine schwache Frau gegen die rohe Gewalt und Stärke eines Mannes? Im übrigen habe sie früher schon häufig solche Verfolgungsträume gehabt.

Mir scheint im Traum wichtig zu sein, daß Frauen von Männern verfolgt werden und daß eine starke Polarisierung zwischen dem »starken und schwachen Geschlecht« zutage tritt. Der Freundin gegenüber nimmt die Patientin eine zärtlich erotische, aber auch beschützend männliche und starke Haltung ein. Doch ihre Stärke vermag der Verfolgung durch stärkere und brutale Männer nicht standzuhalten, und beiden Frauen werden die Beine, die das Stehen, Gehen, Laufen und hier das Fliehen ermöglichen, abgehackt. Sie werden im wahrsten Sinn des Wortes ihres Standes beraubt und sind beinlos den rohen Männern ausgeliefert. Therapeutisch wies ich auf die doch langsam zunehmende Stärke der Patientin hin. Der Patientin selber war aufgegangen, daß sie die Tendenz hat, stark zwischen den Geschlechtern zu polarisieren. Ich gab schließlich auch zu bedenken, warum sie sich eigentlich im Wachen so vor der träumend als angenehm erlebten liebevollen, zärtlichen Hinwendung zur Freundin wehren müsse.

Des weiteren träumte Alice folgendes:

»Ich flüchte in den Garten, der vor einem herrschaftlichen, pracht-
vollen Haus liegt. Jemand verfolgt mich. Ich renne gegen die Haus-
tür, wobei sich jedoch diese als Drehtür entpuppt, hinter der eine
Wand steht. Gleich taucht auch mein Verfolger auf, dem ich in die
Falle gelaufen bin. Er ist ein vornehmer, sehr reicher Mann und
führt mich in sein Haus. Er gefällt mir, und ich verliebe mich in ihn.
Doch insgeheim weiß ich, daß er es mit mir nicht gut meint. Er fängt
an, mich gegen meinen Willen durch Streicheln meiner Geschlechts-
teile sexuell zu erregen, was mir aber sehr gefällt. Doch mitten in
meiner größten sexuellen Erregung wendet er sich trotz meines star-
ken Verlangens nach ihm von mir ab, was mich sehr quält. Auch
Bruno taucht noch auf, doch nach ihm habe ich kein Verlangen.«

Alice wunderte sich über diesen Traum, der ihr sehr merkwürdig
vorkam. Es sei ihr klar, daß Bruno sie auch im Wachleben sexuell
nicht anziehe. Dagegen stehe sie in zahnärztlicher Behandlung
bei einem wirklich attraktiven schwarzhaarigen Zahnarzt. Zu
ihm fühle sie sich sehr hingezogen, habe jedoch bemerkt, daß er
verheiratet sei und einen Ring trage.

Im Traum scheint sich die ganze Zwiespältigkeit Alices Männern
gegenüber auszudrücken. Sie wird von einem Mann verfolgt, der
sich als reicher Villenbesitzer herausstellt. Trotz starker gefühlsmäßiger Anziehung traut sie ihm nicht, wird gegen ihren Willen
sexuell durch ihn erregt und so in volle sexuelle Lust und Sehn-
sucht nach ihm versetzt. Doch da verläßt er sie. Im Traum zeigt
sich unverblümt, warum Alice so große Mühe hat, sich einzulassen. Sie befürchtet, verlassen zu werden, wenn sie sich gehenläßt,
wenn sie sich aus der Hand gibt. Dieser Aspekt wurde besprochen und im gleichen Zusammenhang die therapeutische Beziehung angesprochen. Dazu sagte jetzt Alice, daß ihr die Beziehung
zu mir schon Probleme mache. Ich sei so sanft, lieb und ausgegli-
chen, lebe zweifellos in einer heilen Welt, und mein Leben sei
wahrscheinlich geradlinig verlaufen. Sie verausgabe sich, äußere
ihre Gefühle, doch ich bleibe ruhig und sei nicht aus der Reserve
zu locken. Ob ich ein fehlerfreier Mensch oder ein Musterbeispiel eines Psychiaters sei, der zuhöre und nicht reagiere, fragte sie
in vorwurfsvollem Ton.

*Ungefähr zur gleichen Zeit sprach sie auch über ihr weibliches
Selbstverständnis.*

Auffallend war seit Beginn der Therapie ihre Kleidung. Sie trug
immer sehr enge Hosen. Als ich sie einmal darauf ansprach, sagte
sie, damit strebe sie eine jugendliche Figur an. Die Hosen kaufe
sie zu eng, damit sie gezwungen sei abzunehmen. Es träten jeweils panische Angstzustände auf, wenn sie einmal nicht mehr in
eine so enge Hose schlüpfen könne. Das sei das untrügliche Zeichen, daß sie zugenommen habe. Seit der Pubertät kleide sie sich
gleich, und entsprechend der Kleidung fühle sie sich nicht als
Frau, sondern als 16jähriger Teenager. Sie trage darum auch
keine Röcke, weil Röcke ihr einen älteren, fraulicheren Ausdruck
gäben, und als reife Frau sehe sie sich nicht. Wahrscheinlich habe
sie die Pubertät nicht abgeschlossen. Dieses Selbstbild stellte ich
in Frage; wer ihr das denn sagte, warum sie eigentlich *nicht* eine
reife Frau sei? In der Folge änderte sich die Kleidung von Alice.
Sie trug nun häufig geschmackvolle Kleider, die sie fraulicher
und fülliger machten.

Nicht nur in der Kleidung, sondern in ihrer gesamten Haltung
kam ihre langsame Entfaltung nun zum Ausdruck. Hatte sie sich
früher immer geduckt, begann sie sich jetzt zu wehren. Als beispielsweise der Zahnarzt den Kostenvoranschlag um 65 Prozent
überzog, erhob sie Einspruch, wenn auch mit wenig Erfolg. Sie
begann damit, gekaufte Kleidungsstücke, die Fehler hatten, um-
zutauschen, was früher undenkbar gewesen war. Sie telefonierte
nun in privaten Angelegenheiten mit Ämtern und Institutionen
und überließ das nicht mehr der Mutter. Sie lud Leute zu sich ein
und erfuhr, daß sie bei Mitmenschen auch ohne ihren Freund
ankam und daß es ihr selbst möglich war, Freundschaften zu entwickeln und einen Bekanntenkreis aufzubauen. Bruno hatte an
Wichtigkeit verloren. Sie wußte, daß er nicht notwendigerweise
ihr Lebenspartner war, doch warum sollte sie sich von ihm trennen und nicht das Zusammensein mit ihm genießen. Der verbis-
sene Wille, aus Bruno ein eheliches Präsentierstück zu machen,
war gewichen. Dennoch schwang weiterhin die Angst vor einer
definitiven Trennung mit. Wie würde sie das Alleinsein und die
Einsamkeit ertragen?

Nach anderthalb Jahren Therapie bot man ihr im Büro an, Gruppenleiterin zu werden. Diese Stelle hatte bisher immer ein Natio-
nalökonom inne. Daß ihr diese Stelle angeboten wurde, erfüllte
sie mit sichtlichem Stolz. Doch sollte sie sie auch annehmen? War
sie der Arbeit und der Verantwortung gewachsen? War sie fähig,
die Mitarbeiter zu führen? Konnte sie Anrempelungen und Vor-
würfen von Untergebenen standhalten? Es gab auch noch die
Nationalökonomen, die sich keineswegs freuten, daß da eine
kaufmännische Angestellte einen ihrer Posten wegnahm. Auch
der Vater freute sich keineswegs über die Karriere seiner Tochter,
sondern behandelte sie bezüglich ihrer Berufstätigkeit weiterhin
»quantité négligeable«. Die Entscheidung bei so vielen Fragen fiel
nicht leicht. Alice reagierte vorübergehend mit Verdauungs-
störungen (Blähungen und Verstopfung) und hatte die früher bekannten Erkältungskrankheiten wieder. Es kam auch wieder zu
vermehrten Freß- und Brechanfällen. Doch schließlich entschied
sie sich für die Annahme der neuen Stelle.

Das tat sie, obwohl die Annahme an eine weitere Bedingung geknüpft war. Da es sich um eine renommierte internationale Versicherungsgesellschaft handelte, mußte sie sich verpflichten, nach
England zu gehen, um gut Englisch zu lernen. Diesem Aufenthalt sah sie mit Bangen entgegen. Wie sollte sie sich in London
zurechtfinden? Wie sich dort verständigen? Wie Anschluß bekommen? Konnte sie nicht gar Opfer einer Entführung werden?
Es traten verschiedenste Ängste auf. Da kam ihr eine Erfahrung
zugute, die ihr Vertrauen gab. Sie machte mit Freundinnen zusammen eine Ferienreise nach Florenz. Dabei erfuhr sie, daß sie
soviel Selbstvertrauen gewonnen hatte, daß sie sich in fremder
Umgebung recht frei bewegen konnte. Dieses positive Erlebnis
bekräftigte sie in dem Entschluß, den Sprachaufenthalt zu absol-
vieren. Diesen Entschluß faßte sie nach nicht ganz zwei Jahren
Therapie.

Was bedeutet dieser Sprachaufenthalt für die Therapie?
War er eine willkommene Gelegenheit, sich elegant der therapeutischen Auseinandersetzung zu entledigen? Oder war er ein
Zeichen, daß die Patientin in wachsendem Selbstvertrauen und
größerer Freiheit sich mehr zutraute? Diesbezügliche Fragen wur-

den mit der Patientin besprochen. Dabei kam zum Vorschein, daß wohl beides stimmte. Die Patientin war zweifelsohne freier geworden, hatte Beziehungsängste weitgehend verloren, verfiel auch kaum mehr bei größerem Selbstbewußtsein den früheren schweren depressiven Verstimmungszuständen. Sie war nun auch eher fähig, Entscheidungen zu treffen, und stellte sich vermehrt Auseinandersetzungen. Von Bruno hatte sie sich auch weiterhin nicht getrennt. Ihre Beziehung war entspannter, lustvoller und weniger zwanghaft. Sie fühlte sich selbständiger und weniger abhängig. Den Londonaufenthalt wollte sie auch dazu nutzen, die Beziehung noch weiter zu klären oder besser gesagt, aus der Klarsicht die nötige Konsequenz zu ziehen. Was die Eß- und Brechanfälle betrifft, waren diese nicht völlig verschwunden, traten aber viel seltener auf (anfangs mehrmals täglich, am Ende etwa monatlich einmal).

Von der Erreichung einer bestmöglichen Freiheit oder völligen Heilung konnte also nicht die Rede sein, wohl aber von einer guten Besserung. Die Patientin war auch als Frau selbstbewußter geworden. Ob die vor Beginn der Therapie durch die Einnahme der Pille durchbrochene Amenorrhö noch weiter bestand oder nicht, konnte nicht festgestellt werden, da sie bis zum Therapieende regelmäßig die Pille nahm und damit auch regelmäßige Menstruationen hatte.

Die letzten zwei Monate kam Alice noch jeweils einmal wöchentlich zu mir. Vor Abschluß der Therapie vergewisserte sie sich noch, ob sie später zu mir zurückkehren dürfe, wenn das nötig sei. Selbstverständlich schlug ich ihr diesen Wunsch nicht ab.

Zusammenfassung
Es wird die daseinsanalytische Einzeltherapie einer jungen Frau geschildert, welche an Bulimie leidet. Durch die Behandlung wird erreicht, daß sie in Beziehungen freier wird, beruflich Fortschritte macht und die Symptome der Eß- und Brechanfälle weitgehend verliert.

Versuch einer daseinsgemäßen Betrachtung der Krankengeschichte von Alice Federle

Familie

Wenden wir uns vorerst der Familie zu, der Alice entstammt. Aus der Sicht der Patientin wissen wir, daß offensichtlich zwischen den Eltern Meinungsverschiedenheiten über das Kinderhaben bestanden. Zu einem offenen Streit kam es jedoch zwischen ihnen angeblich nie. Das elterlich-partnerschaftliche Miteinander war offensichtlich durch eine Konfliktvermeidungshaltung gekennzeichnet. Die Mutter war sehr bestrebt, den Vater vor den Sorgen der Kinder zu schützen und ihn zu schonen. Der Vater seinerseits ging völlig in seinem Beruf auf, verdiente nicht nur das Geld für den Familienunterhalt, sondern brachte es zu ansehnlichem Reichtum. Die Mutter ihrerseits war bestrebt, durch ihre hervorragenden Kochkünste für das leibliche Wohlergehen der Kinder zu sorgen. Sie versuchte, durch Nahrung den Kindern etwas Gutes, sie Beglückendes und sie am Leben Erhaltendes einzuverleiben. Diese mütterlich ernährende Fürsorge ertrug keinen Widerspruch, sondern forderte Anpassung, wenn man ihre Liebe nicht verlieren wollte. Die vorwiegend ernährende Fürsorge der Mutter ihren Kindern gegenüber scheint aus folgenden Umständen verständlich. Sie hatte die große Kinderzahl gegen den Willen des Vaters durchgesetzt. Zweifellos fühlte sie sich für die Kinder verantwortlich, wurde aber durch sie überfordert und kam emotionell zu kurz. Was sie in ihrer Überforderung den Kindern an Wärme und persönlicher Zuwendung nicht zu geben glaubte, das sollten die liebevoll zubereiteten Mahlzeiten erreichen. Die Familie war so um den familiären Eßtisch versammelt, doch nicht in genießender, vertrauender, freier Art, sondern wegen des nervösen Vaters und der um Anerkennung um ihre Kochkünste ringenden Mutter angepaßt, in Schonhaltung, um ja nicht den familiären Frieden und die Harmonie zu stören.

Das hervorstechendste Merkmal dieser Familie
war die Schonhaltung.

Schonung kann auf Schwäche verweisen, und zwar beim Geschonten, aber häufig auch beim Schonenden. Schonen bedeutet einen Mangel an Elan, eine Sache anzugehen. Somit kann es kaum zu konstruktiv aggressiven Handlungen kommen, wo Schonhaltung herrscht. Aus dem eben Beschriebenen werden auch die Merkmale (Konfliktvermeidungshaltung, Überfürsorglichkeit, Starrheit und Verstrickung) verständlich, wie sie von Minuchin vorwiegend bei Anorektikerfamilien beschrieben werden. Der Schonbedürftigkeit der Eltern unterwarf sich unter den Kindern vor allem Alice. Die Schwestern und Brüder wagten es eher, die von den Eltern gewünschte Harmonie zu durchbrechen. Familientherapeuten systemischer Ausrichtung würden versuchen, die ganze Familie miteinzubeziehen. Abgesehen davon, daß bei Alice weder sie noch ihre Angehörigen zu einer Familientherapie bereit gewesen wären, ist es auch äußerst zweifelhaft, ob der Patientin durch einige Familiensitzungen die Ablösung von den Eltern, die Gewinnung von mehr Selbstvertrauen und Eigenständigkeit gelungen wäre. Die Daseinsanalyse sieht es als menschengerechter an, sich von einem Menschen zeigen zu lassen, wie er »in der Welt ist«. Alice erfuhr vorwiegend ihre Eltern als schonungsbedürftig und stand als Schonende in ihrer Familie.

Entwicklung

Die markantesten Merkmale aus Alices Kindheit waren ihre Angepaßtheit, Bravheit, aber auch ihr schüchternes und ängstliches Verhalten. Bravheit und Angepaßtheit verweisen auf ein Sich-Unterordnen, das Sich-Ausrichten auf die Erzieher, für die in ihrer erzieherischen Selbstherrlichkeit brave Kinder zu Musterbeispielen werden. Doch ein Musterbeispiel zu sein führt vom Menschen, vom Sich-selbst-Sein und damit auch von der Freiheit weg. Den »Musterbeispielen« mangelt es darum nicht selten an Selbständigkeit. Eigene kindliche Wünsche werden unterdrückt, und das Bestreben richtet sich darauf, die Geige der Erwachsenen zu spielen. Wer die Geige von anderen spielt, weiß nicht, welche Töne er wählen soll. Das sich völlige Ausrichten auf die Erzieher führt zu Unsicherheit, Schüchternheit und Angst. Damit ist das Ziel der Erziehung verfehlt. Der Schweizer Psychiater Condrau drückt das so aus: »Eine menschengerechte Erziehung muß zur Freiheit führen. Das Erziehungsziel kann in nichts anderem bestehen als in der Erreichung einer größtmöglichen Fähigkeit, Entscheidungen zu treffen und dafür die volle Verantwortung zu übernehmen.« Die lebensgeschichtlichen Daten weisen darauf hin, daß Alice eine beengende Erziehung genoß. Wenn man beispielsweise das Umgehen des Vaters mit den Berufswünschen seiner Tochter betrachtet, so vermißt man da die Liebe, die nach Condrau »keine Angelegenheit von Geboten und Verboten, sondern ein verständnisvolles Gewähren aller Entfaltungsmöglichkeiten zur Freiheit« ist. Mit dem eben Ausgeführten soll in keiner Weise über die »bösen Eltern« hergefallen werden. Wahrscheinlich waren sie besten Wissens bestrebt, nach den Geboten und Regeln der Gesellschaft, d. h. gesellschaftskonform, zu leben.

Während der Pubertät war es bei Alice wohl nicht in erster Linie das Erwachen der Sexualität, das ihr hauptsächlich Probleme machte. Die Menarche erfuhr sie als sexuell aufgeklärtes Mädchen ohne Angst. In ihrer rundlichen Gestalt entsprach sie nicht der konformen, wohlproportionierten, schönen und attraktiven Frauenfigur, sondern wurde abschätzig belächelt und fühlte sich minderwertig. Zur Anpassung an die Erzieher gesellte sich nun diejenige an den Geschmack der Mitschüler. Um abzunehmen, erbrach sie, da Fasten zu Hause ausgeschlossen war.

Der »bulimische Weltbezug«

In den folgenden Jahren war Alice auf den Weltbezug des Überessens, des Brechens und Erreichens eines »idealen Körpergewichts« eingeschränkt.

1. Das »ideale Körpergewicht«

Das »ideale Körpergewicht« ist in Kilogramm nicht meßbar, sondern entspricht einer Idealvorstellung, die beeinflußt sein kann durch gesellschaftliche Umstände und Forderungen und kulturelle Gegebenheiten. Die heutige Gesellschaft strebt besonders bei Frauen ein Schlankheitsideal an. Alice versuchte in ihrem Anpassungsdrang, dieses Ideal zu erreichen. Doch war dies wie ein Treten auf der Stelle. Das jeweils erreichte Gewicht empfand sie stets als noch nicht ideal. Was war es wohl, was die Patientin ihre Leiblichkeit so ablehnen ließ? War es, wie es Condrau bei Anorexiepatientinnen beschreibt, »der abwehrende und fernhaltende Bezug dieser Kranken allen leiblich-sinnlichen Dingen gegenüber«? So weit schien es bei der Patientin nicht zu gehen. Immerhin unterhielt sie in ihrer Freundschaft mehr oder weniger befriedigende sexuelle Beziehungen. Wahrscheinlicher schien, daß sie einerseits, wie erwähnt, Gesellschaftsnormen entsprechen, andererseits die Angst abwehren wollte, ihrer starken Bedürftigkeit und damit Triebhaftigkeit völlig anheimzufallen. Diese meldete sich denn auch unverblümt in den Eßanfällen.

2. Eßanfälle

Diese hatten zweifellos Suchtcharakter. Sucht hat etymologisch mit dem hochdeutschen Stamm *siech*, krank sein, und dem neuhochdeutschen *suchen* zu tun. Sucht kann als »siechendes Suchen = krankes Suchen« betrachtet werden. Einem Suchenden fehlt etwas, er hat irgendwo ein Defizit, eine Unvollkommenheit. Suchen ist somit die Eigenschaft aller Menschen, da sie ja unvollkommen sind und sich im Austragen ihrer Existenzmöglichkeit immer etwas schuldig bleiben. Suchen wird krankhaft und damit zur Sucht, wenn man sich nicht Zeit lassen kann und keine Zeit hat, das Defizit durch Versagungen, Auseinandersetzungen, durch langsames Reifen auszugleichen. Bei der Sucht ruft ein Bedürfnis imperativ danach, mit Hilfe eines Suchtmittels befriedigt zu werden. Doch kommt es nur zu einer Scheinbefriedigung, weil das Suchtmittel meistens nur verdecken hilft, was es zu befriedigen gäbe. Alice versuchte bei den Eßanfällen durch Einverleiben von Nahrung sich zuliebe etwas zu tun. Immerhin hatte sie als Kind mütterliche Liebe vor allem in der Nahrungszufuhr erfahren. Daß sie diese Liebe nötig hatte, kam dadurch zum Ausdruck, daß sie sich in Selbstzweifeln und Selbstunsicherheit nicht besonders liebenswert fühlte. Doch die Nahrung konnte ihr Liebesbedürfnis nicht stillen. Vielmehr trat nun die Angst auf, durch die aufgenommene Nahrung aus den Fugen zu geraten und dick zu werden. Das führte zu zwanghaften Brechanfällen.

3. Zwang des Erbrechens

Das Erbrechen, welches sie als Ekel erlebte, hatte bei der Patientin Reinigungscharakter. Es befreite sie von den unkontrolliert eingenommenen Kalorien und hellte auch ihre Stimmung auf. Zusammenfassend kann gesagt werden, daß eine bulimische Phase bei der Patientin meistens mit einer Mißstimmung begann. Diese konnte daher rühren, daß sie sich minderwertig vorkam und insuffizient fühlte, narzißtisch gekränkt war oder durch gesellschaftlichen Zwang zum Essen gedrängt wurde. Die Mißstimmung mündete in der Regel in einen Eßanfall ein, der der Patientin vorübergehend Erleichterung brachte, dann aber bei einsetzendem Völlegefühl Angst und Ekel auslöste. Die Angst und der Ekel zwangen sie zu erbrechen, wobei für sie das Ganze den Charakter der Reinigung hatte. Dabei war es ihr unklar, wovon sie sich reinigen mußte. Waren es ihre bösen Eigenschaften, ihre schlechten Seiten oder ihr Unwert?

Die »Schuld« der Patientin

Seit Jahren kreiste Alice mit ihren Gedanken ständig um Fragen der Ernährung: ums Abnehmen, ums Fasten, um den süchtigen Zusammenbruch des Fastens in Heißhungeranfällen und um das zwanghafte Erbrechen, das sie voller Ekel erlebte. Es war eigentlich erstaunlich, daß die Patientin trotz dieses Teufelskreises beruflich so gut vorwärtskam. Im privaten Bereich dagegen blieb sie weit hinter ihren Möglichkeiten zurück. Sie war ängstlich und unselbständig, stützte sich immer wieder in ihren persönlichen Entscheidungen und auch in der Freizeitgestaltung auf die Eltern und auf den Freund. Mit diesem unterhielt sie nicht eine freie und erfüllende Beziehung, sondern war mit ihm merkwürdig verstrickt. Einerseits lehnte sie ihn wegen seiner Schwächen ab, andererseits wagte sie es doch nicht, sich von ihm zu trennen, da sie das Alleinsein fürchtete. Ebenso verstrickt war ihre Beziehung zu den Eltern, mit denen sie harte, aber eventuell aufbauende Auseinandersetzungen ebenso vermied wie mit ihrem Freund. So wagte sie es nicht, Frau zu sein, sondern verharrte im Alter eines »pubertierenden Teenagers«, wie sie sich selber einmal bezeichnete. Sie hatte es also verfehlt, sich von den Eltern loszulösen und eine erfüllende, reife Beziehung mit einem ihr entsprechenden Mann einzugehen. So konnte sie sich nicht zu ihrem eigentlichen Selbstsein als junge Frau entfalten.

Die Räumlichkeit und das Mitsein

Bis zu Beginn der Therapie hatte die Patientin Mühe, für sich etwas zu beanspruchen und sich etwas einzuräumen. In ihrem Anpassungsdrang beherbergte sie den Raum von anderen Menschen in sich, war selbst also gleichsam raumlos. Ob mit diesem Umstand ihr starker Wunsch nach dem idealen Körpergewicht zusammenhängt, bleibe dahingestellt. Der Patientin fehlte aber der Raum, den sie zum eigenen Stand nötig hatte. Wer keinen eigenen Stand hat, verliert sich selbst. Aus diesem Faktum wird verständlich, daß Alice unter schwersten Kontakt- und Beziehungsängsten litt. Sie befürchtete, der Gewalt anderer Menschen anheimzufallen oder beim Sich-Nähern an diese zurückgewiesen und abgelehnt zu werden. Sie hatte also Mühe, sich gefühlsmäßig in Beziehungen einzulassen, und blieb meistens an der Oberfläche. Etwas von dieser Oberflächlichkeit kam am Anfang der Therapie durch das flirtende Verhalten zum Ausdruck. Ließ sie sich nun aber einmal intensiver ein, folgte bald wieder ein Rückzug, wie sich das auch in der Therapie zeigte.

Andererseits vertrug Alice aber auch keine zu große Distanz. Als sie sich beispielsweise nach Lausanne begab und dort fern von ihrem Bekannten- und Verwandtenkreis der Einsamkeit anheimfiel, wurde sie sogar amenorrhoisch. Sie hatte damit gleichsam »den Stand des Frauseins« verloren. Durch ständiges Zurückreisen zu ihren Eltern und zum Freund suchte sie sich wieder »standhafter« zu machen. Doch gerade in dieser Zeit der äußeren Distanziertheit zu ihrem Freund unterhielt sie zu ihm befriedigende sexuelle Beziehungen. Sie konnte sich ihm auch in körperlicher Hinsicht mehr öffnen und war orgasmusfähig.

Die Gestimmtheit

Da es Alice an einem eigentlichen Selbstsein als junge Frau mangelte, litt sie vorwiegend unter Minderwertigkeitsgefühlen und Selbstzweifeln. Ihr fehlte so sehr ein verläßliches, gesundes Selbstwertgefühl. Das drückte sich auch in ihrem Streben nach dem Schlankheitsideal aus, wobei sie Gesellschaftsnormen entsprechen wollte. In ihrer ausgeprägten Unsicherheit tat sie jeweils das, was die Umgebung von ihr forderte. Beschritt sie ausnahmsweise einmal einen eigenen Weg, konnte sie in trotziger Art nicht mehr davon abweichen. So wagte sie es meistens nicht, eigene Gefühle auszuleben, zu den eigenen Fähigkeiten zu stehen. Wenn sie eigene Wege beschritt, hatte sie immer wieder das Gefühl, es falsch gemacht zu haben und berechtigterweise den Unwillen und die Aggressivität der Mitmenschen entfacht zu haben. Sie war dann voller Gewissensbisse und Schuldgefühle. Um solchen negativen Gefühlen aus dem Weg zu gehen, entwickelte sie ein besonders feines Gespür, die Wünsche und Gefühle der Mitmenschen aufzuspüren. Das trug dazu bei, daß Konflikte mit der Umwelt selten aufkamen oder daß sie diesen aus dem Weg gehen konnte.

Zusammenfassung

In der Krankengeschichte von Alice Federle fällt eine versteckte Konflikthaftigkeit in der elterlichen Ehe auf. Der Vater nimmt als erfolgreicher Kaufmann in der Familie eher eine Randposition ein, die Mutter hingegen gibt durch aufwendige Mahlzeiten der Familie Wärme und Geborgenheit. Die Kinder, und vor allem Alice, werden zu Angepaßtheit und Bravsein erzogen, und Alice entwickelt wenig Selbstvertrauen und lernt in einer Schonhaltung eher, auf die Bedürfnisse der anderen einzugehen, als die eigenen anzumelden. So gerät sie im Verlauf der Adoleszenz in eine Bulimie, sie fällt über Jahre dem bulimischen Weltbezug anheim und muß durch Eß- und Brechanfälle ein ideales Körpergewicht aufrechterhalten. Gefangen in diesem Suchtkreis, bleibt sie sich in anderen existentiellen Belangen vieles schuldig, kann sich wenig behaupten und entwickelt vor allem in der Beziehung zu anderen Menschen wenig Eigenständigkeit. Sie zweifelt immer wieder an sich, hat Schuldgefühle und ist über weite Strecken depressiv verstimmt.

Die Entstehung einer neuen Krankheitsdiagnose

Während die Magersucht auch in der medizinischen Literatur seit mindestens 300 Jahren (Morton) bekannt ist, wurde die psychiatrische Diagnose der Bulimia nervosa erst Anfang der achtziger Jahre in die Medizin eingeführt. Damit soll nicht gesagt werden, daß es diese Krankheit früher nicht gegeben hat. Dem Fall »Ellen West«, den der Schweizer Psychiater Binswanger 1944 veröffentlichte, könnte man ebenfalls die Diagnose einer Bulimia nervosa geben. Die Erscheinung der Krankheit ist also nicht neu, wohl aber ihre fast epidemische Verbreitung. Mitte der siebziger Jahre traf man an den Colleges der USA immer mehr junge Frauen an, die an Eßanfällen litten, das Gegessene hernach erbrachen und auch Abführmittel mißbrauchten. Nach außen hin fielen diese Frauen durch besondere Attraktivität, Schlankheit und konformes Benehmen auf. Sie hatten große Scham, über ihr gestörtes Eßverhalten zu sprechen, verheimlichten es, litten aber sehr darunter.

Nach langen wissenschaftlichen Kontroversen bekam diese Krankheit den Namen »Bulimia nervosa«, wobei diese Krankheitsbezeichnung vom Begriff »Bulimie« zu unterscheiden ist. Dem Namen nach leitet sich dieses Wort von den griechischen Wörtern *bous* und *limos* ab. *Bous* bedeutet im Deutschen Stier oder Ochse, *limos* entspricht dem deutschen Wort Hunger. So bedeutet Bulimie, wörtlich ins Deutsche übersetzt, »Stier- oder Ochsenhunger«. Das Phänomen des Stierhungers hat es wohl seit Menschengedenken gegeben. Bulimie oder Heißhungeranfälle im hedonistischen Sinn kannten beispielsweise die Römer, die sich vor allem in der Zeit des kulturellen Niedergangs vollfraßen und vollsoffen, um anschließend alles wieder zu erbrechen. Ziolko beschreibt 1985 in einer beachtlichen Arbeit die Bedeutung des Phänomens Bulimie von der Antike bis zur Gegenwart. Bulimische Anfälle kennen wir wahrscheinlich auch alle aus unserem persönlichen Erleben. Wer hat nicht schon an einem Fest teilgenommen und dabei weit über die Sattheitsgrenze sich vollgegessen, oder wer ist in einer Streßsituation nicht schon einmal in eine Eßgier hineingeraten. In Streßsituationen sollen 11 Prozent der gesunden Bevölkerung in bulimische Attacken geraten. In diesem Zusammenhang des festlichen oder des streßbedingten Überessens kann man die Bulimie wohl nicht als Krankheit, wohl aber als Verhaltensvariante von gesunden Menschen betrachten. Bulimie kann aber auch ein Symptom von Krankheiten sein, wobei sowohl Fett- wie Magersucht zu nennen sind. Die *Bulimia nervosa* ist eine *Krankheitsbezeichnung*, deren Entwicklung kurz dargestellt werden soll.

In der Medizin und in der Psychologie wurde der Begriff Bulimie als Symptom der Fettsucht oder auch der Magersucht schon früh gebraucht. Die Psychoanalytikerin Deutsch beobachtete und beschrieb 1930 die »Freßsucht« bei einigen ihrer Patienten. Der australische Psychiatrie-Professor Beumont tat 1976 einen entscheidenden Schritt in Richtung der Diagnose Bulimia nervosa, indem er die Magersucht je nach Art, *wie* Magersüchtige Gewicht abnehmen, in »Dieters« und »Vomiters and Purgers« einteilte. Die »Dieters« erreichen die Gewichtsabnahme allein durchs Fasten, die »Vomiters and Purgers« erbrechen oder benutzen Abführmittel. Auf dem Weg zur Diagnosebildung hat auch die amerikanische Feministin Boskind 1976 mit dem Begriff »Bulimarexia« einen wichtigen Meilenstein gesetzt, wobei diese Autorin den Zusammenhang zwischen Anorexia und Bulimia hervorhob. Sie spricht vom bulimarektischen Verhalten, welches in eine Anorexia, in eine Bulimia oder in eine Adoleszentenfettsucht einmünden kann. Boskind ist auch eine vehemente Vertreterin des sogenannten feministischen Ansatzes. Nach ihr stammen die Patientinnen, die an einer Bulimia nervosa erkranken, aus Familien, denen äußere Schönheit und Erfolg alles bedeuten. Junge Frauen werden dahin erzogen, daß sie dem Mann durch eine Idealfigur zu gefallen haben. So lernen sie nicht, sich nach eigenen Gefühlen auszurichten, sind äußerst selbstunsicher und identifizieren sich mit dem, was sie als die eigentliche weibliche Rolle ansehen. Sie werden darum zu einem Zerrbild der Weiblichkeit. Werden nun diese Frauen tatsächlich oder vermeintlich durch einen Mann zurückgewiesen, beginnen sie einer Idealfigur nachzurennen, die sie durch Fastenkuren oder Diäten erreichen wollen. Die Fastenkuren münden häufig in Freßorgien ein, welche jedoch Schuldgefühle auslösen. Die Schuldgefühle wieder führen zum Zwang zu erbrechen, wobei sich ein unheilvoller und unkontrollierter Kreislauf von Freßorgien und ritueller Entleerung durch Erbrechen auftut.

Es war der englische Psychiater Russel, der 1979 die Einführung der psychiatrischen Diagnose »Bulimia nervosa« vorschlug. Er betrachtete diese Krankheit als eine unheilvolle Form und eine Spätfolge der Magersucht. Bei 80 Prozent seiner Patientinnen lag in der Anamnese (Krankengeschichte) eine Anorexie vor. Nach Russel müssen zur Diagnosestellung drei Kriterien erfüllt sein:

1. Die Patienten/Patientinnen leiden an einem starken und unwiderstehlichen Zwang, sich zu überessen (»overeating«).
2. Sie versuchen, das Dickwerden zu verhindern, indem sie erbrechen, Abführmittel oder Diuretika nehmen oder sich aller drei Praktiken bedienen.
3. Sie haben krankhafte Angst, dick zu werden.

Die Patientinnen selber bezeichnen in ihrer Selbstentwertungshaltung ihre Eßstörungen als »Freß- und Kotzsucht«. Dieser Selbstabwertung sollten Therapeuten und Forscher nicht noch Vorschub leisten. Andererseits ist meiner Erfahrung nach das Erbrechen die *zwanghafte* und nicht die *süchtige* Seite der Krankheit.

Die Diagnosekriterien wurden bei der Neufassung des DSM abgeändert und lauten nach der revidierten Fassung (DSM III R 1987) wie folgt:

1. Wiederkehrende Episoden von Heißhungerattacken (rasches Verzehren großer Nahrungsmengen in einer begrenzten Zeitspanne).
2. Während der Heißhungerattacken ein Gefühl von Kontrollverlust.
3. Um Gewichtszunahme zu vermeiden, regelmäßiger Gebrauch von folgenden Mitteln: selbstinduziertes Erbrechen, Laxantien- und Diuretika-Abusus, striktes Fasten bzw. Diäthalten, übertriebene physische Aktivität.
4. Mindestens zwei Heißhungerepisoden pro Woche über mindestens drei Monate.

5. Beständige Überbeschäftigung mit Körperaussehen und Gewicht.

Zwar kommt unter 3. und 5. die Sorge um das Gewicht zum Ausdruck, doch scheint mir aufgrund meiner eigenen klinischen Erfahrungen die intensive, panikartige Angst vor Gewichtszunahme zu wenig betont. Insgesamt gesehen sind aber diese Diagnosekriterien doch brauchbar.

Die Diagnose der Bulimia nervosa hat auch Eingang gefunden in die Internationale Klassifikation psychischer Störungen der Weltgesundheitsorganisation, ins ICD-10 1991 (International Classification of Diseases).

Die diagnostischen Leitlinien sind dort wie folgt festgelegt:
1. Eine andauernde Beschäftigung mit Essen, eine unwiderstehliche Gier nach Nahrungsmitteln; die Patientin erliegt Eßattacken, bei denen große Mengen Nahrung in sehr kurzer Zeit konsumiert werden.
2. Die Patientin versucht, dem dickmachenden Effekt der Nahrung durch verschiedene Verhaltensweisen entgegenzusteuern: selbstinduziertes Erbrechen, Mißbrauch von Abführmitteln, zeitweilige Hungerperioden, Gebrauch von Appetitzüglern, Schilddrüsenpräparaten oder Diuretika. Wenn die Bulimie bei Diabetikerinnen auftritt, kann es zu einer Vernachlässigung der Insulinbehandlung kommen.
3. Die psychopathologische Auffälligkeit besteht in einer krankhaften Furcht davor, dick zu werden; die Patientin setzt sich eine scharf definierte Gewichtsgrenze, weit unter dem prämorbiden, vom Arzt als optimal oder »gesund« betrachteten Gewicht.
4. Häufig läßt sich in der Vorgeschichte mit einem Intervall von einigen Monaten bis zu mehreren Jahren eine Episode einer Anorexia nervosa nachweisen. Diese frühere Episode kann voll ausgeprägt gewesen sein oder war eine verdeckte Form mit mäßigem Gewichtsverlust und/oder einer vorübergehenden Amenorrhö.

Durch die Entstehung der psychiatrischen Diagnose »Bulimia nervosa« zeigt sich, daß Krankheiten auch Zeiterscheinungen sein können, daß vor allem Neurosen in einem zeitgemäßen Stil in Erscheinung treten.

Zusammenfassung
Seit Mitte der siebziger Jahre hat sich von Amerika ausgehend eine neue Eßstörung epidemisch ausgebreitet. Der englische Psychiater Russel hat als erster die Diagnosekriterien 1979 beschrieben. Die Amerikanische Psychiatrische Gesellschaft hat in ihrer DSM-3-Klassifikation die Bulimie als eigene Diagnose erstmals 1980 aufgeführt. Auch im neurevidierten ICD-10 der Weltgesundheitsorganisation (WHO) wird die Krankheit 1991 als Bulimia nervosa beschrieben.

Die Hintergründe der Eßsucht

Wir sprechen hier absichtlich von *Hintergründen*, weil wir nur diese bei der Bulimia nervosa andeutungsweise kennen, nicht aber eigentliche *Ursachen*. Im folgenden wollen wir den soziokulturellen, psychologischen und biologischen Hintergründen der Bulimia nervosa nachgehen.

Soziokulturelle Hintergründe

Es ist unbestritten, daß die Bulimia nervosa eine neurotische oder psychosomatische Krankheit unserer modernen Zeit ist. Darum interessieren wohl als erstes die soziokulturellen Faktoren, die das Auftreten dieser Krankheit begünstigen. Es fällt auf, daß sowohl Magersucht wie Bulimia nervosa in 90 bis 95 Prozent der Fälle Frauen betreffen. Das hängt zweifellos mit der Art des Leiblichseins der Frau zusammen, mit ihren Aufgaben der Schwangerschaft, der Geburt und des Stillens. Ferner erlebt die Frau monatlich einmal die Menstruation, welche nach Merz, einem Basler Kinderpsychiater, gleichsam ein Symbol dafür darstellt, »daß Ganzheit im existentiellen Sinn nie zu erlangen ist, daß der Riß mitten durch das Selbst nie ganz geschlossen werden kann«. Neben dieser symbolhaften Bedeutung kann die Menstruation unter den kulturellen Gegebenheiten unserer Gesellschaft vor allem von jungen Frauen auch negativ erlebt und erfahren werden. Zudem stehen junge Mädchen in der Pubertät der biologischen Tatsache gegenüber, daß sie in dieser Zeit viel mehr an Fettgewebe zunehmen als ihre männlichen Altersgenossen. Diese biologische Gegebenheit macht es Mädchen und jungen Frauen besonders schwer, dem Schlankheitsideal zu entsprechen. Dieses aber hat sich zu einem kulturellen Wert entwickelt, ähnlich wie die Fitneßwelle und das Diäthalten zu kulturimmanenten Werten unserer modernen Zeit geworden sind. Ein Werbeslogan für das ideale Paar könnte lauten: schöne, schlanke, junge und attraktive Frau neben erfolgreichem und karrierebewußtem Mann. Das Schlankheitsideal ist eindeutig ein Produkt unserer Leistungsgesellschaft, was uns ein geschichtlicher Rückblick klar macht. Für die Griechen war die schöne, erblühte, reife Frau das Ideal, wobei Frauen jedoch prinzipiell auch noch bei Platon als minderwertig angesehen wurden. Die Römer hatten das gleiche Frauenideal wie die Griechen, jedoch waren die römischen Frauen geachteter und hatten mehr Rechte. Zur Zeit der Renaissance war »die jugendliche, schlanke Frau mit kleinen Brüsten und einem Bäuchlein« das weibliche Idealbild. Die Frauen wurden zur Zeit des Barocks üppiger, voller und dicker. Bekannt sind vor allem die Rubensfiguren. Etwas sarkastisch kann man dazu bemerken, daß zur Zeit von Rubens die Frauen nächtelang weinten, wenn sie nicht üppig und dick waren, heute weinen sie, wenn sie nicht schlank sind. Zweifellos wird das heutige Frauenbild durch die Medien, den Film und vor allem die Regenbogenpresse geprägt. Man hat sogar wissenschaftlich festgestellt, daß die auf Illustrierten abgebildeten Frauen in den letzten Jahren immer dünner geworden sind. Die Amerikaner Garner und Garfinkel haben 1980 nachgewiesen, daß die Frauen im »Playboy«

seit 1960 um 16 Prozent abgenommen haben.* Diesem durch die Medien propagierten Bild können die meisten Frauen nur schwerlich nachkommen. Ein möglicher Ausweg ist die Flucht in die Anorexia oder Bulimia nervosa.

Es ist aber nicht nur das Schlankheitsideal, es sind auch unsere ganzen gesellschaftlichen Gegebenheiten, die zu schweren Eßstörungen prädisponieren. Weiter oben haben wir vom narzißtischen und zwanghaften (anankastischen) Weltverhältnis unserer Gesellschaft gesprochen. Wir meinten damit, daß primäre menschliche Qualitäten wie Mitmenschlichkeit, Liebe, Füreinander-da-Sein oder Sehnsucht-Haben sekundären Qualitäten wie Wohlstand, Reichtum, körperlicher Fitneß und Leistungsvermögen Platz gemacht haben. Unseren Lebenssinn finden wir vornehmlich im Materiellen und in den Habenkategorien. Die materiellen Güter können uns aber nur scheinbar befriedigen. Daraus resultiert die folgenschwerste Sucht unserer Zeit: Die Besitz- und Habsucht nach Materiellem, die Verfallenheit an dieses Materielle und der Verlust dessen, was wir menschlich auch sind: sehnsüchtig nach Tiefe, nach Transzendenz und ideellen Werten und nach einem umfassenden Lebenssinn. Ohne diesen Lebenssinn gleichen wir dem Sisyphus. Wir suchen das Glück in materiellen Werten, finden es dort nicht, wenden uns enttäuscht wieder anderen materiellen Werten zu, und so leben wir zunehmend eine enttäuschende, entleerende Sucht aus. Unsere moderne Gesellschaft lebt also neben einem narzißtischen und zwanghaften auch ein süchtiges Weltverhältnis aus. Das beschriebene Phänomen können wir auch in einer zu rationalistischen Wissenschaft oder in der allein auf Gewinn und Wachstum ausgerichteten Wirtschaft sehen. Unser Zeitalter ist eine durch und durch rationalistische Zeit, und es mangelt uns das »Fromme«. Den »Frommen« und den »Vernünftigen« nennt Hermann Hesse zwei Menschentypen. Hesse führt aus: »Der Vernünftige glaubt an nichts so sehr als an die menschliche Vernunft. Er hält sie nicht nur für eine hübsche Gabe, sondern für das schlechthin Höchste. Der

---

* Außerdem verbindet sich mit Schlankheit die Vorstellung von Aktivität, Beweglichkeit, Zähigkeit aufgrund von Training, Disziplin und Dynamik – alles ausgeprägte Werte der Leistungsgesellschaft.

Vernünftige glaubt den Sinn der Welt und seines Lebens in sich selber zu besitzen... Der Vernünftige strebt nach Macht... Seine größte Gefahr liegt hier im Streben nach Macht, in ihrem Mißbrauch, im Befehlenwollen, im Terror... Der Vernünftige rationalisiert die Welt und tut ihr Gewalt an.« Balthasar Staehelin fragt in diesem Zusammenhang, ob die rationale Mündigkeit des Menschen direkt in die Diktatur hineinführe. Wie steht es nun aber mit dem »Frommen«? Hermann Hesse schreibt: »Der Grund des Glaubens und das Lebensgefühl beim Frommen ist die Ehrfurcht. Sie äußert sich in zwei Hauptmerkmalen: in einem starken Natursinn und in einem Glauben an eine überrationale Weltordnung. Der Fromme schätzt in der Vernunft zwar eine hübsche Gabe, sieht in ihr aber nicht ein zulängliches Mittel zur Erkenntnis oder gar zur Beherrschung der Welt. Der Fromme glaubt, daß der Mensch ein dienender Teil der Erde sei.«

Mit Recht kann man fragen, was die Bulimia nervosa mit den eben gemachten Ausführungen zu tun haben soll. Meine eigenen Erfahrungen, aber auch die von anderen (Merz) gehen dahin, daß viele Jugendliche vor einem Vakuum an ethischen und religiösen Werten stehen, daß sie unserer hedonistischen und materiellen Lebensauffassung gegenüber negativ gestimmt sind. Sie hungern nach ethischen und religiösen Werten. Da dieser Hunger aber nicht gestillt wird, erbrechen sie die angebotene Nahrung, weil diese zwar den Magen füllt, den Hunger nach Sinn dagegen ungesättigt läßt. Sie bleiben leer, verzweifelt und auch gelangweilt zurück. Selbstverständlich ist die Suche nach Sinn nicht nur eine Angelegenheit von Jugendlichen, sie ist ein Grundmerkmal menschlicher Existenz schlechthin. Wenn es gelingt, den Jugendlichen einen Lebenssinn zu vermitteln, finden sie nicht selten den Weg heraus aus ihrer »Langweiligkeitsneurose« (Condrau), zu welcher meiner Meinung nach auch die Bulimia nervosa gehört.

Im Zusammenhang mit soziokulturellen Hintergründen könnte auch die feministische Erklärung der Bulimia nervosa aufgeführt werden. Diese Meinungen wurden aber schon früher eingehend besprochen.

Psychologische Hintergründe

Über die psychologischen Hintergründe der Bulimia nervosa gehen die verschiedenen Schulmeinungen auseinander. Die wichtigsten Auffassungen sollen im folgenden dargelegt werden:

Die psychoanalytische Schule

In der psychoanalytischen Schule werden die Eßstörungen mit Triebkonflikten, mit einem Selbstdefizit oder mit Objektbeziehungsstörungen in Zusammenhang gebracht. Nach der Triebtheorie werden Eßstörungen als verdrängte Sexualphantasien betrachtet. Thomä bezeichnet beispielsweise die Magersucht als eigentliche Regression, wobei die sexuellen Regungen verschwänden und das Denken nur noch um orale (oral: den Mund betreffend) Inhalte kreise. Seit Kohut und Kernberg haben die Selbsttheorien in der Psychoanalyse an Bedeutung gewonnen. Aus dieser Sicht werden Eßstörungen als Ausdruck eines defizitären Selbst betrachtet. Eine gestörte Mutter-Kind-Beziehung führt zu einem gestörten Individuationsprozeß, so daß sich ein defizitäres Selbst aufbaut. Dieses Selbst lebt nicht aus sich heraus, sondern ist stark von anderen abhängig und traut sich selber nichts oder wenig zu. Hilde Bruch spricht in diesem Zusammenhang vom »alles durchdringenden Gefühl der eigenen Ineffektivität und Hilflosigkeit« bei Magersüchtigen. Sie ist aber auch der Meinung, daß generell bei allen eßgestörten Menschen die Unfähigkeit vorliege, ein eigenes, selbstbestimmtes Leben zu führen. Eßstörungen als Ausdruck von Objektbeziehungsstörungen werden so verstanden, daß eßgestörte Menschen sich durchs Überessen fehlende mütterliche Zuwendung aneignen oder daß sie sich durchs »Purging« die übermächtige Mutter vom Halse halten wollen.

Verhaltenstheorie bzw. -therapie

Die Bulimia nervosa als Krankheit, die in ihrem leiblichen Austragen eine klar erfaßbare Symptomatik (Freß-Brech-Zyklus) zeigt, ist zu einem beliebten Forschungsgegenstand der Verhaltenstheorie bzw. Verhaltenstherapie geworden. Da sich diese an die klassisch objektivierende Wissenschaftssicht hält, ist es nicht erstaunlich, daß es am meisten empirisch gesicherte wissenschaftliche Arbeiten aus der verhaltenstheoretischen Schule zum Themenkreis der Bulimia gibt. Teilaspekte und gewisse gegenseitige Bedingtheiten oder gleichzeitig ablaufende Zusammenhänge der Krankheit können so erforscht und erfaßt werden. Die Verhaltenstheoretiker interessieren sich am direkt beobachtbaren Verhalten in seinem Bedingungsgefüge. Beim Freß-Brech-Zyklus werden Faktoren untersucht, die der Heißhungerattacke vorausgehen oder diese verstärken. Ferner werden die Folgeerscheinungen der Krankheit untersucht. Der Freßzyklus wird beispielsweise untersucht im Zusammenhang mit negativen Gefühlen, mit dem verstärkten Auftreten von Angst und Depression, mit dem Alleinsein und den damit einhergehenden Gefühlen von Einsamkeit, Traurigkeit, Unsicherheit usw., um nur einige der vielen Meinungen zu nennen. Aus den lerntheoretischen Untersuchungen werden auch verschiedene verhaltenstherapeutische Vorschläge abgeleitet. Über die Wirksamkeit all dieser Therapietechniken sei festgehalten, daß sie wohl kurzfristig einen Erfolg bringen können; eine bleibende Besserung ist bei den Patienten/Patientinnen aber wohl nur dann möglich, wenn eine Umstimmung, eine Veränderung zum eigentlichen Selbstsein oder eine grundlegende Umorientierung des Lebens stattgefunden hat.

Der systemisch-interaktionelle Ansatz

Mit den Eßstörungen hat sich auch der systemisch-interaktionelle Ansatz beschäftigt. Systemtheoretiker bzw. -therapeuten bezeichnen den eigenen Ansatz gern als etwas so Neuartiges in der Psychotherapie, daß sie gar von kopernikanischer Revolution (Guntern) sprechen. Das systemische Denken wird als wahre Wende betrachtet und gegen das bloß reduktionistische (zurückverfolgende) analytische Denken abgehoben. Therapeutisch arbeitet man unter Einbezug der ganzen Familie mit einem erweiterten Feld. Der Patient oder die Patientin ist Ausdruck der Dysfunktionalität (des Nichtfunktionierens) in der Familie. Diese Dysfunktionalität soll durch therapeutische Interventionen aufgehoben werden, in eine, wie es heißt, Eufunktionalität verwandelt werden, damit eine Gesundung möglich ist. Dieser Therapieansatz ist sicher hilfreich, wie ich das aus eigener Erfahrung bezeugen kann. Meiner Auffassung nach ist es aber ungerechtfertigt, von psychotherapeutischer Revolution oder einer grundlegenden Wende im Denken zu sprechen. Systemisches und analytisches Denken unterscheiden sich grundsätzlich nicht, da es sich bei beiden Arten um objektivierendes und vergegenständlichendes Denken handelt.

Integrationsmodelle

Im Bestreben, die unterschiedlichen Gesichtspunkte verschiedener Schulen zusammenzufassen, wurden in den letzten Jahren auch Integrationsmodelle entwickelt. Bei der Betrachtung einer Krankheit ist die Integration möglichst aller Faktoren und Momente sicher wichtig, doch birgt die Integration die Gefahr in sich, daß sie sich ins Unverbindliche verläuft. Bekannte Vertreter eines Integrationsmodells sind Meermann und Vandereycken. Sie unterscheiden zwischen Dysorexia (gestörtes Eßverhalten) und Dysponderosis (gestörte Gewichtsregulation). Die Eß- und Gewichtsstörungen werden in ein dynamisches Kontinuum gestellt. Dynamisch bedeutet, daß sich eine Eßstörung im Lauf der Zeit in eine andere wandeln kann, während die Grundproblematik beim Patienten die gleiche bleibt. Ferner wird auch das »dimensionale« Element hervorgehoben, um zu betonen, daß es sich beispielsweise bei der Anorexia nervosa um eine heterogene Krankheit handelt, welche eng mit der Pathologie der Bulimia nervosa und der Fettsucht zusammenhängt.

Meermann und Vandereycken unterscheiden fünf Gruppen von Eßstörungen, die fließend ineinander übergehen können:
1. Diäthalter, Abstinenzler,
2. Erbrecher, Abführer,
3. Bulimia nervosa,
4. Dünne/dicke Leute (latente Adipöse),
5. Extrem stabile Fettsüchtige.

Neurobiologische Hintergründe

Die Bulimia nervosa als psychosomatische Krankheit macht es praktisch zur Pflicht, auch ihren neurobiologischen, hormonellen und allgemein physiologischen Hintergründen nachzugehen. In neurobiologischer Hinsicht wissen wir heute, daß hypothalamische Zentren bei der Regulation des Eßverhaltens, des Flüssigkeits- und Temperaturhaushalts, der Bewegungsaktivität und des sexuellen Verhaltens eine wichtige Rolle spielen. Könnte es also sein, daß Bulimia und Anorexia nervosa biologisch bedingte Störungen des Hypothalamus wären? Mit dem deutschen Psychiater Meermann ließe sich etwas spöttisch sagen, daß sich so der »Cartesische Ort« um ein paar Zentimeter von der Hypophyse in den Hypothalamus verlagert hätte. Aufgrund des heutigen Wissensstands kann man sagen, daß die Bulimia nervosa weder durch eine Hypophyseninsuffizienz noch durch eine Hypothalamusstörung verursacht ist.

Neurohormone und Neurotransmittersysteme

Ein bedeutendes Forschungsgebiet der Neurobiologie ist heute die Erforschung der Wirkungsweise der Neurohormone bzw. der Neurotransmittersysteme, von denen die bekanntesten das noradrenerge (Noradrenalin), das serotonerge (Serotonin) und das dopaminerge (Dopamin) sind. Sowohl das Noradrenalin wie das Serotonin spielen bei der Entstehung von depressiven Zuständen eine wichtige Rolle. Beide Stoffe müssen in den Schaltstellen (Synapsen) in genügender Konzentration vorhanden sein, damit die Erregungen im Gehirn normal ablaufen können. Wenn diese beiden Stoffe nicht in genügendem Maße in den Synapsen vorhanden sind, kommt es zur Ausbildung von depressiven Zuständen. In den letzten Jahren haben verschiedene Forschungsarbeiten gezeigt, daß diese beiden Stoffe auch bei fastenden gesunden Menschen, bei Anorexiekranken oder bei der Bulimia nervosa in verminderter Konzentration vorhanden sind. Wenn jedoch das Fasten aufgegeben wurde und sich die betreffenden Menschen normal ernährten, haben sich sowohl das Serotonin wie auch das Noradrenalin in den Schaltstellen normalisiert.

Der Mangel an diesen Stoffen in den Schaltstellen soll neben der Auslösung von depressiven Verstimmungen auch das Auftreten von Eßanfällen begünstigen. Die Serotonin-Aktivität ist besonders im Zusammenhang mit der Aufnahme von Kohlenhydraten wichtig. Um das verstehen zu können, müssen wir uns kurz damit beschäftigen, daß das Serotonin über eine Zwischenstufe (5-Hydroxy-Tryptophan) aus dem Tryptophan gebildet wird. Das Tryptophan passiert die Blut-Hirn-Schranke zusammen mit den anderen neutralen Aminosäuren (Leucin, Isoleucin, Phenylalanin, Valin und Tyrosin). Je weniger von den anderen Aminosäuren vorhanden sind, um so mehr Tryptophan kann ins Gehirn gelangen. Wenn man nun eine kohlenhydratreiche Nahrung zu sich genommen hat, wird vermehrt Insulin ins Blut ausgeschüttet, welches nicht nur den Einstrom von Glucose (Traubenzucker), sondern auch den der anderen neutralen Aminosäuren ins periphere Gewebe stimuliert. Das Tryptophan ist davon ausgenommen und kann nun in größerer Konzentration ins Gehirn einfließen und dort in Serotonin umgewandelt werden, so daß das Serotonin in den Synapsespalten in genügender Konzentration vorhanden sein kann. Dadurch wird also das Hungergefühl nach Einnahme von Kohlenhydraten beseitigt. Die serotonerge Aktivität ist also wichtig für die Beseitigung depressiver Verstimmung, für das Erreichen eines gesunden Schlafs und auch für die Beseitigung der Eßgier, sie sich vor allem auf Kohlenhydrate ausrichtet.

Streßinduziertes Ernährungsverhalten

Da wir uns auf dem Boden der naturwissenschaftlich ausgerichteten Neurobiologie befinden, sollen im folgenden auch noch einige Hinweise zum streßinduzierten Essen und zur streßinduzierten Appetitlosigkeit gemacht werden. Es soll hier nicht auf die fragwürdige Bedeutsamkeit des Wortes »Streß« eingegangen werden. Bei sogenanntem mildem Streß soll es zur Aktivierung der Endorphine kommen, die den betreffenden Menschen zum Essen anregen. Hierbei würde es sich also um das streßinduzierte Essen handeln, welches durch Aktivierung der Endorphine vermittelt würde. Bei ausgeprägterem Streß käme es dagegen zur

Aktivierung des Kortikotropin-Releasing-Faktors (CRF), der der entscheidende Übermittler für die Entstehung einer streßbedingten Appetitlosigkeit sein soll. Ob der Kortikotropin-Releasing-Faktor aktiviert wird oder nicht, soll von der gegenseitigen Konzentration des Serotonins und des Noradrenalins abhängen. Das Serotonin begünstigt, das Noradrenalin verhindert die Aktivierung des kortikotropen Releasing-Faktors.

Allgemein physiologische Abläufe bei Hunger, Nahrungsaufnahme, Sättigung und Sattheit

Hunger wird als die Kraft gesehen, die den Organismus zwingt, Nahrung zu suchen und aufzunehmen. Sättigung ist der Prozeß des Essens, der zum Zustand der Sattheit führt. Sattheit unterdrückt weiteres Essen. Bei der Erreichung der Sattheit spielen sensorische, kognitive, postingestive und postabsorptive Prozesse eine Rolle. Sensorische Empfindungen – sie entstehen aufgrund des Geruchs, des Geschmacks, der Temperatur und der Beschaffenheit der Nahrung – bremsen die weitere Nahrungsaufnahme. Kognitive Prozesse sind Überzeugungen des betreffenden Menschen über die Beschaffenheit und die Wirkung der Nahrung. Postingestive Prozesse sind beispielsweise die Magenerweiterung, das Ausmaß der Magenentleerung, die Ausschüttung von Hormonen, z. B. Cholezystokinin im Duodenum und auch die Stimulierung der physiochemischen Rezeptoren im Magen-Darm-Trakt. Zu der postabsorptiven Phase gehört die Aktivität der Stoffwechselprodukte im Blut und im Körper, z. B. Tryptophan, Glucose, Insulin usw.

Chemische Stoffe, Medikamente und Psychopharmaka

Auf all diese erwähnten neurobiologischen und physiologischen Abläufe können chemische Stoffe und Medikamente einen Einfluß ausüben. Man weiß, daß Nikotin, Koffein, Kokain, Opiate und das Marihuana den Hunger einschränken. Bei starkem Mißbrauch all dieser Stoffe kann es zur Appetitlosigkeit kommen und zum Verlust des Sattheitsgefühls. Das ist besonders bedeutsam für Bulimiekranke.

Für die Regulierung der Nahrungsaufnahme und des Körpergewichts sind auch alle Medikamente wichtig, die einen Einfluß auf die biogenen Amine (Serotonin und Noradrenalin) haben. Beispielsweise wirkt das Amphetamin auf das noradrenerge System und schränkt damit den Appetit ein. Ähnlich gibt es auch Medikamente, die auf das serotonerge System wirken, wobei diese Medikamente vor allem die Gier nach Kohlenhydraten vermindern sollen. Beispiele dafür sind das Antidepressivum Fluvoxamin (Floxyfral) oder der Appetitzügler Dextrofenfluramin (Isomeride).

Der Vollständigkeit halber seien hier auch noch andere Psychopharmaka erwähnt: Die trizyklischen Antidepressiva sollen vor allem das Verlangen nach süßen Speisen vermehren, was zu einer Gewichtszunahme führen kann. Ähnliches wird von den Neuroleptika berichtet, und auch die Benzodiazepine werden als besonders appetitfördernde Stoffe bezeichnet.

Zusammenfassung

Die Hintergründe der Bulimie können im sozialen, psychischen und auch im neurobiologischen Bereich angesiedelt werden. Soziokulturell ist das moderne narzißtische Weltverhältnis unserer Gesellschaft zu nennen. Dieses betont vorwiegend äußere Qualitäten (Attraktivität, Schlankheit, Fitneß usw.) und vergißt zunehmend innere menschliche Werte. Die psychologischen Hintergründe werden von den verschiedenen Schulmeinungen verschieden interpretiert, wenn auch in der letzten Zeit eine Tendenz zur Integration dieser Meinungen unverkennbar ist. Die Eßsucht ist aber auch in ein neurobiologisches Gefüge eingebettet. Entsprechend moderner naturwissenschaftlicher Forschung spielen die Neurotransmitter Serotonin und Noradrenalin eine zentrale Bedeutung bei Hunger- bzw. Sättigungsgefühlen, die vom Hypothalamus aus gesteuert sind.

Das Erscheinungsbild der Eßsucht

Krankheitsverlauf

Damit es zum Ausbruch der Krankheit kommt, müssen in der Regel prädisponierende Faktoren vorliegen. Solche begünstigenden Faktoren können im gesellschaftlichen, familiären oder individuellen Bereich gefunden werden. Im vorausgehenden Abschnitt sind wir auf die gesellschaftlichen Faktoren eingegangen und haben die Fixierung unseres Zeitalters auf das Schlankheitsideal erwähnt. Hilde Bruch spricht gar von einem Schlankheitswahn. Daneben besteht in unserer Zeit ein zweiter Wahn, den man wohl als »kollektive Diätkultur« bezeichnen könnte.

Die Rolle der Familie

Ohne die Familie zum Sündenbock abstempeln zu wollen, spielt sie für das Auftreten einer Bulimia nervosa doch eine wichtige Rolle. In Familien von Bulimikerinnen findet man häufig ein auffallend gestörtes Verhalten der Ernährung und dem Körpergewicht gegenüber vor. In einigen Familien steht jedes Familienmitglied unter einer persönlichen Diät, und das Schlankheitsideal wird besonders hochgehalten. Neben diesem gestörten Bezug zum Essen liegt bei den Eltern nicht selten ein offener oder verheimlichter Ehekonflikt vor. Die Patientinnen sind in diesen Konflikt einbezogen und wissen aufgrund ihrer Loyalitätsgefühle beiden Eltern gegenüber nicht mehr ein noch aus. Es können aber auch konflikthafte Beziehungen zu den Geschwistern bestehen, wobei die Kranken Eifersucht gegenüber dem vorgezogenen Bruder oder auch Neid gegen eine attraktivere Schwester hegen können. Die besagten Familien sind meistens auch erfüllt von hohen Leistungserwartungen und starkem Leistungswillen.

Selbstverständlich reichen die angeführten gesellschaftlichen und familiären Faktoren nicht aus, damit es zur Auslösung der Krankheit kommt. Es braucht dazu das Individuum in seinem So-Sein, in seinem persönlichen Verhalten und in seinem ihm eigenen »In-der-Welt-Sein«.

Die beobachteten Charakteristika an den Patientinnen können vereinfacht so zusammengefaßt werden:

- Sie sind meistens sehr selbstunsicher in allgemeinen menschlichen Belangen, aber vor allem auch in ihrem fraulichen Selbstsein.
- Diese Unsicherheitsgefühle versuchen sie durch besonders konformes Verhalten auszugleichen.
- Dabei sind sie nicht selten von sehr perfektionistischer, zwanghafter Wesensart, die sie dazu führt, ja alles fehlerfrei machen zu wollen, um keine negativen Kritiken von den Mitmenschen zu ernten.
- In beruflicher Hinsicht kommen sie ähnlich wie Alice Federle gut vorwärts, wobei man aufgrund ihrer äußeren Leistungsfähigkeit nicht auf ihre persönliche Notlage schließen könnte.
- Alle meine Patientinnen machten früher oder später stärkere oder schwächere depressive Verstimmungszustände durch.
- Es lagen bei ihnen aber auch andere psychiatrische Krankheiten vor: Zwei Patientinnen litten an einer Angstneurose, drei an einer Zwangsneurose, eine litt unter Enuresis nocturna (nächtliches Bettnässen), und sehr viele waren narzißtisch-neurotisch gestört. Entweder Drogen- oder Alkoholmißbrauch lag bei sieben Patientinnen vor, zwei machten schwere psychotische Phasen durch, und eine litt unter einer Borderline-Störung. Die Patientinnen fielen in der Regel durch kränkbares, verletzliches, sensibles, verstimmbares und impulsives Verhalten auf. Auch in diesen Punkten stimmen die Literaturangaben mit meinen eigenen Erfahrungen überein: Die Patientinnen werden übereinstimmend als selbstunsichere, perfektionistische, außenorientierte, aufs Schlankheitsideal versessene Frauen beschrieben.

Die Krankheit bricht aus, wenn ungünstige Ereignisse auftreten.
Viele meiner Patientinnen berichteten über Beziehungsabbrüche. Seltener hielten sie selbst die Beziehungen nicht mehr aus, nachdem sie menschlich oder auch sexuell ausgenützt worden waren. In den meisten Fällen wurden sie aber vom geliebten Freund verlassen. Dabei waren sie in ihrem Frausein so verletzt, daß sie ihr ganzes Selbstvertrauen verloren und in sich zusammenbrachen.

Andere traten in der Fremde eine Stelle an, wurden aber so von Heimweh geplagt, daß ihnen das bulimische Essen praktisch die mütterliche Wärme und Geborgenheit ersetzen sollte. Bei vier meiner Patientinnen begann die Bulimie nach der Geburt eines Kindes. Zehn Patientinnen entwickelten die Krankheit nach einer Magersucht, wenn diese nicht behandelt wurde oder wenn man in der Behandlung zu sehr auf die Erreichung des normalen Körpergewichts ausgerichtet war und dabei die emotionelle Seite vernachlässigte. Nach all den geschilderten belastenden Ereignissen waren die Patientinnen selbstunsicher, verloren ihr Selbstvertrauen, brachen zusammen und waren häufig schwer depressiv und nicht selten suizidal (selbstmordgefährdet). Dem eigenen Körpergewicht, der Schlankheit, kam in so belastenden Phasen eine besondere Bedeutung zu, wobei meistens eine Diskrepanz zwischen dem bestehenden Körpergewicht und dem Wunschgewicht bestand.

In dieser seelischen Konstellation begannen viele, Diäten einzuhalten, sie nahmen an den familiären Mahlzeiten nicht mehr teil und ernährten sich mangelhaft. Sie wurden von Hungergefühlen geplagt und kreisten ständig um Nahrungs- und Essensprobleme. Die Hungergefühle machten sie launenhaft, gereizt, nörglerisch, nervös und gespannt, andere wurden apathisch und inaktiv. In dieser gespannten Stimmung konnten sie dann den Hungergefühlen nicht mehr Widerstand leisten und begannen im Übermaß zu essen, was wohl vorübergehende Entspannung brachte, jedoch anschließend das Gefühl der Leere, der Scham und auch der Verzweiflung zurückließ. Bei allen Patientinnen machte sich dann auch sofort die Panik breit, durch die eingenommene Nahrung an Körpergewicht zuzunehmen. Diese Angst wurde dadurch beseitigt, daß das Gegessene selbstinduziert erbrochen wurde. Das Erbrechen brachte wohl anfänglich Entlastung, später aber löste es bei allen Patientinnen ein schlechtes Gewissen, Selbstvorwürfe, Selbstverachtung und auch Ekelgefühle aus. Einzelnen Patientinnen war das Erbrechen vor lauter Ekel nicht möglich. Sie nahmen beispielsweise in solchen Mengen Abführmittel, daß sich schwere Darmkoliken einstellen konnten. Nur drei meiner Patientinnen fanden keine Methode zum Abnehmen, so daß sie übermäßig adipös (dick) wurden. Ob sie nun aber adipös oder untergewichtig waren, bei allen bestand eine Gewichtsphobie.

Zusammenfassend läßt sich sagen, daß negative seelische Gefühle durch die Heißhungeranfälle Entlastung fanden, daß aber die daraus resultierende Gewichtsphobie zu selbstinduziertem Erbrechen oder massivem Laxantien-Abusus (Abführmittelmißbrauch) führte. Ein unheilvoller Teufelskreis, der schwer zu durchbrechen war, hatte damit begonnen.

Symptome

Die Symptome wurden bei der Beschreibung des Krankheitsablaufs schon gestreift, jetzt sollen sie im folgenden eingehend beschrieben werden.

1. Heißhungeranfälle

Diese sind das Kernsymptom, das der Krankheit auch den Namen gibt. Der Eßdrang kann ständig da sein oder anfallsweise auftreten. Die Anfallshäufigkeit variiert von mehreren Anfällen täglich bis zu ein bis zwei Anfällen pro Woche. Im Englischen bezeichnet man diese Anfälle als Binge-eating-Episoden. In solchen Episoden werden Unmengen hochkalorischer Speisen verschlungen. Pro Episode sollen es 3000 bis 4000 Kalorien sein, an einem Abend können gut und gerne 15 000 bis 20 000 Kalorien gegessen werden. In der Literatur wird berichtet, daß es Patienten bis auf 55 000 Kalorien pro Tag bringen. Je nachdem, ob süße oder salzige Speisen bevorzugt werden, spricht man von »süßen« oder »salzigen« Bulimikern. Diese Unmengen von Nahrungsmitteln werden in verschiedenen Geschäften gekauft, um so nicht unnötig aufzufallen. Dabei wird selbstverständlich viel Geld verbraucht, so daß aus der Sucht auch eine finanzielle Notlage resultieren kann. In diesem Zusammenhang kann es auch zu Diebstählen kommen. Eine meiner Patientinnen, eine unauffällige Hausfrau, benötigte nach eingetretener Besserung nur noch die Hälfte des vorher ausgegebenen Haushaltsgeldes.

Zu den beschriebenen Eßanfällen kann es zu allen Tageszeiten kommen. Eine bevorzugte Zeit ist jedoch der Abend, aber auch die Nacht. Den Anfällen können Spannungsgefühle, Gefühle des Alleinseins, der Einsamkeit und Verlassenheitsgefühle, Kränkungen und Langeweile vorausgehen. Häufig münden auch Träume in einen nächtlichen Eßanfall ein. In sozialer Hinsicht können das Essen in der Familie, das Auswärtsessen mit dem Freund, der Besuch von Festen oder Partys dem Eßanfall vorausgehen. Ein begonnener Eßanfall kann in der Regel nicht gestoppt werden. Die Patientinnen befinden sich in einem rauschartigen Dämmerzustand, der so lange anhält, bis die Eßgier befriedigt ist. Trotzdem versuchen Bulimikerinnen immer wieder, den Eßanfällen Widerstand entgegenzusetzen, wobei in der Literatur sogar Selbstverstümmelungen beschrieben werden.

Wie alle Suchthandlungen wird auch der Eßanfall anfänglich als angenehm erlebt und bringt vorübergehende Entspannung. Doch setzen anschließend, wie schon gesagt, Schuldgefühle, Scham, Ekel und Angst vor Gewichtszunahme ein. Da sich die Patientinnen sehr gestört vorkommen, verheimlichen sie die Eß- und Brechanfälle, so daß häufig auch die nächsten Angehörigen davon nichts wissen. Wenn das Völlegefühl einsetzt, wenn sich heftige Bauchschmerzen wegen massiv überfülltem Magen einstellen oder gar Störungen von seiten anderer Menschen erfolgen, hören die Eßanfälle auf. Die Patientinnen schildern übereinstimmend, daß sie dabei wie aus einem Traum erwachen und zur Besinnung kommen. Nach dem Rausch wird der Eßanfall bedauert.

2. Methoden zur Gewichtskontrolle

Die ausgeprägte Angst vor Gewichtszunahme führt dazu, daß die Patientinnen Methoden entwickeln, die die Eßanfälle ungeschehen machen sollen. Dabei kommt es entweder zu selbstinduziertem Erbrechen, zu Mißbrauch von Abführ- oder gar Ausschwemm-Mitteln, es wird gefastet, oder es werden ständig neue Diäten eingehalten, wobei es in diesem Zusammenhang zu starken Gewichtsschwankungen kommen kann.

Erbrechen

Bei sehr vielen Kranken kommt es nach dem Eßanfall zum Erbrechen. In der Literatur wird angegeben, daß 5 bis 93 Prozent der Patienten erbrechen. Von meinen Patientinnen erbrachen zirka 80 Prozent. Häufig ist das Erbrechen so an den Eßanfall geknüpft, daß es fast automatisch abläuft; es kommt vor, daß sich Patientinnen daran gar nicht mehr erinnern können. Einzelne Autoren (Fairburn und Cooper) betrachten das Erbrechen als obligates Symptom. Nach den gleichen Autoren haben erbrechende Patienten ein signifikant tieferes Körpergewicht. Die meisten Patientinnen schildern das Erbrechen als unangenehmen Zwang, dagegen empfinden sie den Zustand nach dem Erbrechen als Entlastung, da keine Gewichtszunahme erfolgte und die vorher gespannte Bauchdecke erschlafft ist. Einzelne erleben den Vorgang auch als Reinigung. Doch Entlastungs- und Reinigungsgefühle sind nur von vorübergehender Natur, da sich bald negative Gefühle melden. Die vermeintliche Unabhängigkeit mündet in eine knechtische Abhängigkeit ein, und es treten auch bald ernsthafte medizinische Komplikationen auf. Einzelne Autoren bringen die Eß- und Brechanfälle mit der Sexualität in Zusammenhang, wobei es sowohl während des Essens wie beim Erbrechen gleichzeitig zur Masturbation kommen soll.

Mißbrauch von Abführmitteln

Ein Teil der Patientinnen mißbraucht Abführmittel. Bei meinen Patientinnen betraf das 25 Prozent. In der Literatur wird eine unterschiedliche Häufigkeit angegeben. Einen Diuretikamißbrauch (Mißbrauch von Ausschwemm-Mitteln), der nach Mitchell und Pomeroy, zwei amerikanischen Therapeuten, bei 33 Prozent der Patienten vorkommt, fand ich bei meinen eigenen Patienten nicht. Den Mißbrauch von Abführmitteln kann man als den forcierten Versuch betrachten, die eingenommenen Speisen gleichsam wie Gift von sich zu stoßen. Wie das Erbrechen dient der Laxantienmißbrauch vorwiegend der Gewichtsregulierung. Auch durch ihn kann es zu medizinischen Komplikationen kommen, wobei Entzündungen des Dick- oder Dünndarms und Kaliummangel zu nennen sind. Bei einer meiner Patientinnen hatte der Laxantienmißbrauch Strafcharakter, wobei sie sich durch starke

Darmkoliken dafür bestrafen wollte, daß sie die Selbstkontrolle in den Eßanfällen verloren hatte.

Fasten und Diäteinhalten
Wer aus irgendwelchen Gründen (z. B. übergroße Ekelgefühle) nicht erbrechen kann oder aus Angst keine Abführmittel einnimmt, bemüht sich meistens krampfhaft, Diäten einzuhalten oder zu fasten. Immer neue Diäten werden ausprobiert, auf die große Hoffnungen gesetzt werden. Doch diese Hoffnungen werden regelmäßig enttäuscht, da die Diäten durch die Heißhungeranfälle unterbrochen werden. Diese Patientinnen, die keine effektive Methode zur Gewichtsabnahme haben, leiden häufig unter beträchtlichem Übergewicht. Unter diesem leiden sie in der Regel so stark, daß sie es nicht wagen, auf die Straße zu gehen, um z. B. einzukaufen. So kann es zu starker Vereinsamung und Isolation kommen.

3. Das Körpergewicht und die starke Beschäftigung mit Ernährungsfragen

Sowohl bei untergewichtigen, normalgewichtigen wie auch adipösen (übergewichtigen) Patientinnen besteht eine starke Angst vor Gewichtszunahme. Nach meiner Erfahrung ist diese ebenso ausgeprägt wie bei Magersuchtkranken. Sie geht Hand in Hand mit einem übergroßen Hang zum Schlankheitsideal. Darum beschäftigen sich die Kranken ständig mit Essens- und Ernährungsfragen.
Die Patientinnen erleiden in der Regel auch starke Gewichtsschwankungen. Im Verlauf ihres Lebens haben sie entweder anorektische Phasen durchgemacht oder waren adipös. Wichtig ist das Wunschgewicht, das in der Regel tiefer ist als das gegenwärtige Gewicht. Alle meine Patientinnen hatten jedoch übereinstimmend den Wunsch, Gewicht abzunehmen.

4. Psychosexuelle Symptome

Eventuell auftretende Menstruationsstörungen hängen meist stark vom Gewicht ab. Je untergewichtiger die Patientinnen sind, um so eher kommt es zur Amenorrhö. Aber auch bei normalgewichtigen Bulimikerinnen können Zyklusstörungen auftreten. Der Grund soll darin liegen, daß das immer wieder unterbrochene Diäthalten und die damit verbundenen Gewichtsschwankungen zu Störungen der Gonadenfunktion führen. Auch über das sexuelle Verhalten der Bulimikerinnen gibt es unterschiedliche Angaben. Während beispielsweise Russel bei der Mehrzahl seiner Patientinnen keine sexuellen Funktionsstörungen findet, berichten Rost et al. über ein geringes sexuelles Verlangen und eine eingeschränkte Genußfähigkeit bei den von ihnen untersuchten Patientinnen. Eine Mehrzahl meiner eigenen Patientinnen menstruierte normal, lebte in stabilen Beziehungen und unterhielt auch regelmäßig sexuelle Beziehungen.

5. Psychische Symptome

Bei all meinen Patientinnen traten im Verlauf der Krankheit leichtere oder schwerere depressive Verstimmungszustände auf. Diese waren hie und da so ausgeprägt und so stark von Suizidgedanken begleitet, daß eine stationäre Behandlung vorgenommen werden mußte. Ungefähr von gleichen Befunden berichtet Russel, bei dem von 30 Patientinnen nur vier keine Depressionen hatten, alle anderen mittelschwere oder schwerste depressive Zustände aufwiesen. Es stellt sich natürlich die Frage nach dem Zusammenhang zwischen Depressionen und der Bulimia nervosa. Auf der biologischen Ebene wurden bei beiden Krankheiten ähnliche neurobiologische Befunde bezüglich Noradrenalin und Serotonin gefunden. Auf der psychologischen Ebene ist zu erwähnen, daß sowohl depressiven wie bulimischen Zuständen narzißtische Störungen zugrunde liegen. Das Auftreten der depressiven Zustände stellt eine schwere Komplikation der Bulimia nervosa dar, und es kommt nicht selten zu ernsthaften Selbstmordversuchen.

Regelmäßig findet sich bei den Bulimikerinnen ein stark gestörtes Selbstwertgefühl. Sie sind sehr selbstunsicher, neigen aus dieser Unsicherheit heraus zu Pedanterie und Perfektionismus. Die Unsicherheitsgefühle und die Selbstzweifel kommen direkter und augenscheinlicher zum Vorschein als beispielsweise bei den Magersüchtigen. Merz betrachtet die Bulimia nervosa als die weibliche Form des gestörten Narzißmus. Aufgrund eigener Erfahrungen kann ich dieser These zustimmen. Im Zusammenhang mit dem gestörten Selbstwertgefühl sind auch die ausgeprägten Scham- und Schuldgefühle der Patientinnen zu verstehen. Daß die Bulimia nervosa auch von anderen psychiatrischen Krankheiten begleitet sein kann, wurde schon weiter oben ausgeführt.

Zusammenfassung

Die Bulimie hat in der Regel einen klaren Krankheitsablauf. Bei der Entstehung spielen narzißtisches Verhalten, Überbetonung von Eßfragen und Diäten sowie die allgemeine Konflikthaftigkeit in den Herkunftsfamilien eine wichtige Rolle. Die jungen Töchter entwickeln in solch familiärem Milieu ein zu geringes Selbstwertgefühl. Kränkungen, Selbstzweifel, die ständige Beschäftigung mit dem eigenen Körper und die Gewichtsphobie führen zu immer neuen Diäten, die häufig einen unentrinnbaren Eß- und Brechzyklus entstehen lassen. Die Bulimie hat ihren Namen von den Heißhungeranfällen, die durch Erbrechen, Mißbrauch von Abführ- und Ausschwemm-Mitteln faktisch ungeschehen gemacht werden sollen. Die Krankheit kann begleitet sein von schweren körperlichen Komplikationen vor allem im Magen-Darmbereich, aber auch schwere seelische Krisen (Depressionen mit Selbstmordgefährdung) hervorrufen.

Das vielfältige Gesicht der Bulimia nervosa

Mit Recht kann man die Bulimia nervosa als Zeitkrankheit betrachten, ist sie doch in vielen Belangen eine leiblich-neurotische Ausgestaltung des Zeitgeistes, der sich in materieller Habsucht, in narzißtischem Leistungsstreben, in der Emporstilisierung der Attraktivität und des Schlankheitsideals, aber auch in süchtiger, kollektiver Konsumhaltung zeigt. All diese beschriebenen Faktoren kristallisieren sich in der Bulimia nervosa augenscheinlich aus.

Zwar hebt sich diese in ihrem äußeren Erscheinen stark von der Magersucht ab. Doch die grundlegende wesentliche Störung ist meiner Ansicht nach bei beiden Krankheiten die gleiche. Sowohl bei den asketisch vergeistigten Magersüchtigen wie den attraktiv fraulichen Bulimikerinnen liegt eine stark gestörte Selbstwertproblematik, eine Störung des eigentlichen fraulichen Selbstseins vor. Die Selbstunsicherheit ist bei Magersüchtigen anfänglich hinter einer verpanzerten Pseudosicherheit verborgen, bei Bulimikerinnen decken unauffälliges Benehmen, attraktive, schlankheitsbetonte Fraulichkeit die Selbstzweifel, die Unsicherheit und die große seelische Not zu. Die Störung des eigentlichen fraulichen Selbstseins wurde eingehend beschrieben.

Unterschiede der Bulimia und Anorexia nervosa

Natürlich gibt es zwischen beiden Krankheiten fließende Übergänge. Wenn man Magersüchtige in bulimisch und nicht bulimisch Kranke einteilt, so ist die Grenzziehung zwischen Bulimia und bulimischer Magersucht sehr schwierig. Unter meinen Patienten fanden sich 15 Bulimikerinnen, die zuvor an bulimischer Magersucht litten. Für sie trifft die Bezeichnung »Bulimarexia« (Boskind) augenscheinlich zu. Einzelne meiner Patientinnen machten in besonderen Belastungssituationen auch den umgekehrten Weg, indem sie wieder manifest anorektisch wurden. Trotz dieser Gemeinsamkeiten gibt es aber doch Unterschiede. Obwohl die Kranken beider Gruppen nicht aus sich selber heraus zu leben wagen, prägt sich die Fremdbestimmung bei beiden

Krankheiten doch verschieden aus. Vor allem die nicht bulimischen Magersüchtigen verfallen einem alles Leben negierenden Asketismus und werden so von der äußeren Erscheinung her zu sexuellen Neutren, die bei Mitmenschen durch ihr skeletthaftes Aussehen Angst, Sorge und Schrecken verbreiten. So drücken sie augenscheinlich ihre Abwehr allen leiblich-erotisch-sexuellen Belangen gegenüber aus. Die Bulimiakranken bemühen sich jedoch besonders stark, den ästhetischen Ansprüchen der Gesellschaft nachzukommen. Sie entsprechen dem Schlankheitsideal, sind fit und attraktiv, und der von unserer Zeit geprägte Beobachter hat bei ihnen nichts auszusetzen. Sie verfallen ganz dem »Man« unserer Zeit.

Dieses ganz dem Zeitgeist entsprechende Äußere müssen sie hart erkaufen. Sie sind Gefangene dieses gleichsam süchtigen, narzißtischen wie zwanghaften Weltverhältnisses. Sie haben die Selbstkontrolle und damit die Selbstachtung verloren. Sie sind voll schlechten Gewissens und Scham, geraten in depressive Zustände und sind phasenweise schwer suizidal. Diese Selbstmordgefährdung kommt bei Magersüchtigen kaum vor; sie sind aber wiederum körperlich stark gefährdet. Elektrolytstörungen können sowohl bei bulimisch Magersüchtigen wie bei der Bulimia nervosa zum Tod führen.

Ein weiterer Unterschied liegt wohl darin, daß nicht bulimisch Magersüchtige ganz vom zwanghaften, anankastischen Weltverhältnis geprägt sind. Das trifft in ihrem Bezug zur Ernährung und zur Leiblichkeit zu, betrifft aber auch andere Lebensbezüge. Die Bulimikerinnen sind weniger zwanghaft, dafür mehr süchtig und narzißtisch gestört.

Auch in psychosexueller Hinsicht gibt es Unterschiede. Magersüchtige wenden sich von der Sexualität in der Regel ab, wenn es auch immer wieder Ausnahmen gibt. Mir sind zwei Anorektikerinnen bekannt, die in anorektischem Zustand und bei einem Körpergewicht von weniger als 40 Kilogramm schwanger wurden. Von meinen Bulimiapatientinnen waren acht verheiratet, und elf unterhielten stabile Beziehungen mit regelmäßiger sexueller Aktivität. Von den Anorektikerinnen waren vier verheiratet, und zwei andere unterhielten eine feste Beziehung.

Nach dieser einleitenden Gegenüberstellung der beiden Eßstörungen wird im folgenden auf die Vielfalt bulimischen Krankseins eingegangen. Diese Vielfalt soll durch die Erörterung einiger Fallbeispiele dargestellt werden. Ähnlich wie bei der Magersucht gibt es auch bei der Bulimia nervosa prognostisch sehr günstige Verläufe, andererseits aber auch Kranke, an denen man sich als Therapeut die Zähne ausbeißt und die chronisch in ihrem bulimischen Weltbezug gefangen bleiben.

Die Bulimia nervosa als »geheilte« Magersucht

Wie oben ausgeführt, gibt es einige Verwandtschaft zwischen Mager- und Eßsucht. 15 meiner Bulimiakranken hatten auch eine Anorexie durchgemacht. Wie oben erwähnt, können sich Magersüchtige zu Bulimikerinnen entwickeln, wenn die Magersucht nicht behandelt wurde oder wenn bei der Therapie allzusehr das Augenmerk auf das Erreichen des normalen Körpergewichts oder auf äußeres Verhalten ausgerichtet war und dabei die emotionellen Bereiche zu kurz kamen. Unter solchen Voraussetzungen kann sich ganz heimlich aus einer Magersucht die Bulimia nervosa entwickeln.

Das Beispiel von Irene

Als Beispiel sei hier die Krankengeschichte von Irene erwähnt. Sie hatte eine schwere Kindheit durchgemacht. Die Mutter war zeitlebens kränklich gewesen. Der vitale Vater ärgerte sich über das ständige kränkliche Wehklagen seiner Frau und wandte sich dann schließlich anderen Frauen zu. Irene war der Puffer zwischen den Eltern. Sie bewunderte die männliche Stärke des Vaters, hatte Mitleid mit der kränklichen, vom Vater verlassenen Mutter. Die drei älteren Geschwister setzten sich von der tristen Familienatmosphäre bald ab, führten in der Folge ein von der Familie abgelöstes und selbstbestimmtes Leben. Irene blieb als jüngste mit den Eltern zurück. Der Vater sah für sie, als sie 18 wurde, einen seinem Geschmack entsprechenden Mann vor. Doch Irene hatte in der Zwischenzeit einen lieben und soliden Mann kennengelernt. Dieser paßte aber dem Vater nicht, da er

aus einer Familie stammte, mit der der Vater Zerwürfnisse hatte.
Irene gab trotzdem ihren Freund nicht auf. Es kam immer wieder
zu Streit zwischen dem Vater und der Patientin, wobei Irene auch
häufig geschlagen wurde. Schließlich aber setzte Irene die Heirat
durch.

Kurz nach der Heirat erkrankte die Mutter schwer an Lungenkrebs.
Die Patientin fühlte sich verpflichtet, zu den Eltern heimzukeh-
ren. Sie besorgte ihnen den Haushalt, mußte gleichzeitig den Bedürfnissen des Ehemanns nachkommen, hatte ausgesprochenes
Mitleid mit der schwerkranken Mutter und schämte sich wegen
der Seitensprünge des Vaters. In dieser überforderten Konstellation entwickelte Irene zusehends eine Magersucht. Als sie nur
noch 35 Kilogramm wog, wurde sie in eine psychiatrische Klinik
eingewiesen und dort behandelt. Der Therapie war äußerlich ein
Erfolg beschieden: Die Patientin nahm auf 50 Kilogramm zu,
verließ das Elternhaus und bezog mit ihrem Mann zusammen
eine gemeinsame Wohnung. Da nun ein normales Körpergewicht erreicht war, andererseits angeblich auch die Ablösung von
den Eltern vollzogen war, wurde die Therapie abgeschlossen.
Doch insgeheim litt Irene unter starken, immer wieder auftretenden hypochondrischen Ängsten. Diese hatte sie dem Therapeuten immer verheimlicht; zudem war sie noch sehr an die Eltern
gebunden und hatte ein schlechtes Gewissen, wenn sie deren
Wünsche nicht erfüllte. Zwar konnte sie auch in der Folgezeit ihr
Körpergewicht von 50 Kilogramm halten, begann nun aber in
ihrer seelischen Not sich vollzuessen und das Gegessene wieder
zu erbrechen. Als sich im Rahmen dieser Bulimia nervosa eine
ausgeprägte depressive Verstimmung mit Selbstmordgedanken
bemerkbar machte, kam die Patientin in meine Therapie.
In der Folge wurde eine länger dauernde Psychotherapie durchgeführt, die teilweise als analytisch orientierte Einzeltherapie,
teilweise unter Einbeziehung des Ehemanns stattfand. Aus dem
Verlauf sei nur festgehalten, daß Irene während der zirka zwei
Jahre dauernden Therapie langsam aus ihren Ängsten und ihrem
bulimarektischen Verhalten herausfand. Die Ablösung von den
Eltern gelang zunehmend, was auch durch die Geburt eines
Kindes begünstigt wurde. In zunehmendem Maß wagte sie es,

sich für sich selber einzusetzen, aus sich selber heraus zu leben. Eine gewisse Bereitschaft zum hypochondrisch ängstlichen Verhalten blieb jedoch bestehen.

Eßsucht und Erschöpfungsdepression

Der Begriff der Erschöpfungsdepression wurde 1957 vom Basler Psychiater Kielholz in die Medizin eingeführt. Sie tritt dann auf, wenn ein Mensch länger anhaltender oder nadelstichartiger gefühlsmäßiger Belastung ausgesetzt ist. Es kommt zu gefühlsmäßiger Erschöpfung mit Dekompensation des sympathisch-adrenergen Systems. Die Krankheit läuft in der Regel dreiphasig ab. Anfänglich werden die Patienten nervös, angespannt, gereizt und eventuell schwach; darauf folgen psychosomatische Störungen, die nicht selten einen sofortigen Klinikaufenthalt nötig machen; schließlich kommt es zur Ausbildung der eigentlichen Depression (Osterwalder). Erschöpfungsdepressionen sind sehr häufig, und es besteht ein perfektionistischer, zwanghafter und häufig auch sensitiver neurotischer Hintergrund. Die Erschöpfungsdepression kommt bei Managern, bei Ehepartnern von süchtigen Menschen, aber sehr häufig auch bei Müttern von Kleinkindern vor.

Das Beispiel von Bernadette

Eine Erschöpfungsdepression lag auch bei der überaus schönen attraktiven und schlanken Bernadette vor, als sie mich wegen einer seit einem halben Jahr bestehenden Bulimia nervosa aufsuchte. Sie war Assistenzärztin in einer Universitätsklinik. Gegen Ende des Gymnasiums hatte sie eine kurze anorektische Phase durchgemacht. Sie besuchte ein Mädchengymnasium, verlor damals viel Gewicht und nahm unter dem Einfluß von Mitschülerinnen ein gestörtes Eßverhalten an. In der Klasse von zirka 20 Schülerinnen litten fünf an manifester Anorexia nervosa. Bernadette erholte sich damals ohne Therapie von ihrer Eßstörung. Das Medizinstudium verlief ohne Komplikationen. Als sie nun aber Assistenzärztin wurde, spielte ihr ihre perfektionistische, von großem Leistungsanspruch getragene Lebenshaltung einen

Streich. Zudem war ihr Chefarzt sehr autoritär und verschlossen. Er äußerte wohl negative, aber niemals positive Kritik. Dazu kam noch der Umstand, daß Bernadette nun nicht mehr bei den Eltern wohnte, wobei vor allem die Distanz zur alles besorgenden Mutter eine wichtige Rolle spielte.

In diesem angespannten und kargen Arbeitsmilieu, fern von der stützenden Mutterhand, wurde Bernadette manifest depressiv und geriet in ein starkes bulimisches Verhalten. Während der Mittagspausen und auch abends verschlang sie Unmengen süßer und auch salziger Speisen, die sie anschließend wieder erbrach, sehr auf ihre schlanke und attraktive Figur bedacht. Als sie so schwer depressiv wurde, daß sich Arbeitshemmungen und Suizidalität bemerkbar machten, suchte sie mich auf Drängen ihrer Mutter auf.

Die Therapie war kurz und bezüglich der Bulimia nervosa erfolgreich. Es zeigte sich bald, daß für Bernadette trotz ihrer überdurchschnittlichen Intelligenz, trotz ihres Fleißes und Leistungswillens die Stelle als Assistenzärztin bei jenem autoritären Chefarzt eine Überforderung war. Bernadette gab die Stelle auf, nahm anfänglich zur Überwindung der suizidalen und depressiven Verstimmung auch Antidepressiva. Bei veränderter Lebenssituation und unter dem Einfluß der Therapiebemühungen verschwand die depressive Verstimmung, und auch die Eß- und Brechanfälle hörten auf. Danach war Bernadette zu keiner weiteren Psychotherapie mehr bereit. Ihr extremer Hang zu Schlankheit und Attraktivität, ihre neurotisch perfektionistische Haltung blieben bestehen.

Der »bulimische Rausch«

Bei bulimisch Kranken können plötzlich rauschartige, tranceähnliche Dämmerzustände auftreten, die klinisch an ein epilepsieähnliches Geschehen (z. B. Temporallappenepilepsie) denken lassen. Wie aber ist der Dämmerzustand im Zusammenhang mit der Bulimia nervosa zu erklären? Zwei Möglichkeiten sind zu überlegen:

Einerseits ist ein rein durch existentielle Anspannung bedingter Dämmerzustand möglich. Andererseits können die Eß- und

Brechanfälle ein solches Ausmaß annehmen, daß die Patienten aus dem Rausch gar nicht mehr herauskommen. Durch ihr ständiges Erbrechen können sie unterernährt sein und hypoglykämisch werden, was den Dämmerzustand ebenfalls erklären würde.

Das Beispiel von Andrea

Ein solcher Dämmerzustand von einigen Tagen lag bei Andrea vor. Sie litt seit mehr als einem Jahr an einer starken Eß- und Brechsucht. Die bei mir begonnene ambulante Therapie brachte keine Besserung. Die Krankheit spitzte sich so zu, daß sich zuletzt Essen und Brechen fast unablässig folgten. Andrea geriet in einen Dämmerzustand. Sie lief von zu Hause weg, irrte in der Gegend herum, kehrte aber regelmäßig fast triebhaft nach Hause zurück, wo sie bei der Mutter den Kühlschrank leerte. In dieser Situation mußte sie in eine psychiatrische Klinik eingewiesen werden, wobei sich dort ihr Bewußtsein unter kontrollierter Ernährung bald normalisierte. Ein Schlaf-EEG zeigte in diesem Zustand keinen pathologischen Befund. Andrea machte eine erfolgreiche Psychotherapie und verlor ihr bulimisches Verhalten. Bei Andrea könnten sowohl die starke seelische Anspannung wie auch die Ausbildung einer intermittierenden Hypoglykämie (Unterzuckerung) den Dämmerzustand erklären.

Eßsüchtig und eifersüchtig

Eifersucht ist natürlich ein allgemein sehr verbreitetes Phänomen. Das Gefühl der Eifersucht ist uns allen bekannt, wenigstens denjenigen unter uns, die sich in Beziehungen einlassen. Da sich starke Eifersucht bei mehreren meiner Bulimiakranken vorfand, möchte ich auf das Eifersuchtsphänomen eingehen und dabei auch fragen, was Eifersucht und Bulimia nervosa miteinander zu tun haben.

Das Wort Eifersucht setzt sich aus Eifer und Sucht zusammen. Ein Mensch ist dann eifrig, wenn er sich fleißig um eine Sache bemüht. Ein Eifriger kann zum Eiferer werden, wobei der Schritt in den Fanatismus kurz ist. Zum Eifer kommt noch die Sucht hinzu, welche man als »krankhaftes Suchen« bezeichnen kann. Eifersucht wird denjenigen Menschen zugeschrieben, die süchtig einen geliebten Menschen besitzen wollen. Wie sich der Bulimiakranke gierig Nahrung einverleiben will, so nimmt der Eifersüchtige den Beziehungspartner voll in Besitz. In dieser Gier des Einverleibens von Nahrung auf der einen Seite und vom Beziehungspartner auf der anderen Seite liegt die Verwandtschaft zwischen Eifersucht und Bulimia. Der Eifersüchtige fühlt sich hilflos, selbstunwert, stützt sich deshalb in übermäßiger Weise auf den geliebten Menschen, der praktisch ein Teil seiner selbst geworden ist. Der Eifersüchtige hat nicht selten den wortlosen Wunsch, vom Partner ohne Erklärung voll verstanden zu werden. Daß dieser dadurch überfordert ist, versteht sich von selbst. So wendet er sich eventuell wirklich vom Eifersüchtigen ab, oder der Eifersüchtige hat das Gefühl, vom Partner verlassen zu werden, da er sich nicht voll und ganz verstanden fühlt. So kann man Eifersucht als die aus eigener Selbstunsicherheit und Hilflosigkeit entstandene Gier verstehen, den geliebten Menschen zu einem Teil von sich selber zu machen, ihn zu besitzen und ihn ganz in Beschlag zu nehmen. Auch bei der Bulimia nervosa besteht eine unersättliche Gier nach Liebe, nach mitmenschlicher Geborgenheit, nach Stützung und Hilfe durch den anderen. Diese unersättliche Gier zeigt sich in den Heißhungeranfällen. Da aber die aufgenommene Nahrung diese Gier nicht befriedigen kann, bleiben die Hungeranfälle bestehen und wiederholen sich. Ähnlich verhält es sich beim Eifersüchtigen, dessen Gier nach Besitz des Partners ebensowenig befriedigt werden kann.

Bulimia nervosa bei einer 45jährigen Frau

Nach den bisherigen Ausführungen ist es nicht verwunderlich, daß beide Phänomene sehr häufig gemeinsam vorkommen. Dazu gesellt sich hie und da noch ein Alkohol- oder Drogenmißbrauch. Das war auch bei der 45jährigen Frau Stückelberger der Fall. Sie suchte mich wegen ausgeprägter depressiver Verstimmung auf. Bei ihr war es zu aggressiven Handlungen gegen den Mann und die Kinder, zu einer ausgeprägten depressiven, suizidalen Stimmung und auch zu selbstaggressiven Handlungen gekommen. Diese depressive Verstimmung bestand seit etwa zwei Jahren. Sie war in zweiter Ehe seit drei Jahren verheiratet und hatte aus der ersten Ehe, die nach fünfzehn Jahren geschieden wurde, vier Kinder mitgebracht. Wegen ernster Selbstmordgefahr mußte die Patientin nach kurzer Zeit in die Klinik eingeliefert werden. Während des Krankenhausaufenthalts ging es ihr stimmungsmäßig bald deutlich besser, dagegen trat zutage, daß sie seit mehr als einem Jahr an einer Bulimia nervosa litt und daß es phasenweise sowohl zu Drogen- wie Alkoholmißbrauch gekommen war. Zudem zeigte sich während des Krankenhausaufenthalts eine ausgesprochene Eifersuchtshaltung bei der Patientin. Sie ängstigte sich panisch davor, daß ihr Mann sie betrügen könnte, und rief deshalb wiederholt auch während der Nacht zu Hause an. Als der Mann, der nachgewiesenermaßen zu Hause war, den Telefonanruf einmal in der Nacht nicht hörte, wollte Frau Stückelberger mit aller Gewalt mitten in der Nacht nach Hause laufen.

Durch den Krankenhausaufenthalt konnte eine gute Besserung der depressiven Verstimmung erreicht werden. Es wurde in der Folge eine Ehetherapie durchgeführt, wobei sich die Eifersucht während dieser Therapie beruhigte und auch die Bulimieanfälle sehr selten wurden. Beide Ehepartner konnten sich eine gewisse individuelle Freiheit innerhalb der Ehe einräumen. Auf Wunsch des Ehepaares wurde die Therapie nach einem Jahr abgeschlossen, wobei die depressiven Symptome völlig verschwunden waren, die Eifersucht sich stark vermindert hatte und es etwa monatlich noch einmal zu einem Bulimieanfall kam.

Bei Frau Stückelberger handelte es sich ebenfalls um eine überaus selbstunsichere, selbstzweiflerische Frau, wobei sich diese persönliche Unsicherheit auf dem Boden einer hart verlaufenen Kindheit und Jugend entwickelt hatte. In ihrer eigenen Familie hatte sie stets eine Sündenbockrolle inne und wurde auch vom Vater immer wieder geschlagen. Diese Selbstunsicherheit zeigte sich auch in der starken Eifersucht, die wohl auch ein wichtiges Moment für die Scheidung vom ersten Mann darstellte. Da sich die Eifersucht auch in der zweiten Ehe wieder störend bemerkbar machte, führte das zu einer gespannten Ehe mit dem an sich gutmütigen zweiten Ehemann. Frau Stückelberger wurde depressiv, zeigte ausgesprochene suizidale und aggressive Symptome, entwickelte zusehends eine schwere Bulimia nervosa, da sie durch besondere äußere Attraktivität den Mann bei der Stange halten wollte. Über die depressiven Symptome half sie sich phasenweise durch Alkohol und vor allem Haschischkonsum hinweg. Frau Stückelberger ist ein typisches Beispiel dafür, wie unersättliche Bedürftigkeit nach Liebe, nach Geborgenheit und Zuwendung, wie aber auch Unsicherheitsgefühle und eine Selbstwertproblematik sowohl in eine Eifersucht, in eine Eß- und Brechsucht und auch in Suchtmittelmißbrauch einmünden können. Eine ähnliche Problematik fand ich bei einigen meiner Patientinnen vor.

Die Bulimia nervosa als eine Krankheit zum Tod?

Meine eigenen Erfahrungen gehen dahin, daß die Bulimia nervosa eine sehr ernsthafte und auch gefährliche Krankheit sein kann. Die Gefahren kommen vor allem von dem massiven, durch Erbrechen bedingten Kaliummangel, der zu lebensbedrohlichen Komplikationen an Nieren und Herz führen kann. Die größte Gefahr liegt jedoch in den ausgeprägten depressiven Verstimmungszuständen, die nicht selten in eine schwere, unter Umständen auch tödlich endende Suizidalität einmünden können. Bei allen von mir behandelten Bulimikerinnen traten im Verlauf der Krankheit stärkere oder schwächere depressive Verstimmungen auf. Diese waren bei dreizehn der Patientinnen von schweren Suizidgedanken begleitet, so daß vier von ihnen gar stationär psychiatrisch behandelt werden mußten. Sechs fanden durch kurzen Aufenthalt in einem Krankenhaus mit anschließender intensiver Psychotherapie aus ihrer depressiven suizidalen Stimmung wieder heraus.

Besonders wichtig ist es wohl, auf das Faktum hinzuweisen, daß die Überweisungszeit vom Hausarzt zum Psychiater/Psychotherapeuten eine sehr gefährliche Zeit ist. Die Patienten fühlen sich häufig vom Hausarzt abgeschoben, haben beim Psychiater noch nicht Fuß gefaßt, so daß bei suizidaler Stimmung alle zum Überleben nötigen Bande durchgeschnitten sind. Es ist ja gerade das Wesen der depressiven Stimmung, daß keine Hoffnung und Rückzugstendenzen bestehen. Häufig steigert sich die Hoffnungslosigkeit in panikartige Verzweiflung, darum müssen Überweisungen besonders sorgfältig gehandhabt werden. Der Hausarzt sollte die Patientin auch nach der Konsultation beim Psychiater sehen, sie aber dann dem Psychotherapeuten überlassen, wenn sie dort Fuß gefaßt hat.

Die Bulimia nervosa und Psychosen

Es ist nicht so selten, daß die Bulimia nervosa mit einer Psychose verknüpft ist. Unter meinen Bulimiakranken gab es drei, die zeitweise psychotisch waren. Dabei rechne ich jene schwer depressiven Kranken nicht hinzu, deren ausgeprägte depressive Symptomatik ebenfalls psychotisch anmutete. Zwei der erwähnten Patientinnen hatten in den psychotischen Phasen eine schizophrene Symptomatik: Depersonalisationserscheinungen, stark gestörtes Denken und Fühlen und Beziehungs- und Verfolgungswahn. Interessant war die Beobachtung, daß die Eß- und Brechanfälle beim Auftreten der Psychose verschwanden, dann aber bei Besserung wieder auftraten. Bei einer Patientin konnte erreicht werden, daß die Eßstörungen auch in psychoseloser Zeit verschwanden. Die dritte Patientin muß unter die Borderline-Krankheiten subsumiert werden. Sie leidet unter Angstsymptomen und Zwangsgedanken, hat phasenweise Entfremdungsgefühle und Entfremdungserlebnisse dem eigenen Körper gegenüber.

Mit den eben gemachten Ausführungen konnten selbstverständlich nur einige wenige Facetten der Bulimia nervosa aufgezeigt werden. Noch viel solcher Aspekte könnten ausgeführt und besprochen werden. Auch bei der Bulimia nervosa gilt das gleiche, was bei den Magersuchtkranken ausgeführt wurde: daß jede Patientin die ihr eigene Problematik und die ihr eigene Wahrheit hat. Doch wie verschiedenartig diese Ausprägungen bei meinen Patientinnen auch waren, immer konnte bei den betreffenden Frauen eine Störung und eine Krise ihres eigentlichen fraulichen Selbstseins gefunden werden.

Zusammenfassung
Die vielfältige Ausgestaltung der Bulimie wird anhand von Krankheitsgeschichten dargestellt. Die Bulimie kann als schweigsamere Schwester der Magersucht gelten und aus dieser hervorgehen und auch wieder in sie münden, kann im Zusammenhang einer Erschöpfungsdepression auftreten; sie wird häufig von verschiedenen Süchten begleitet und auch von schwerwiegender Eifersucht. Die meisten Eßsüchtigen geraten in depressive Zustände, wobei es zu Selbstmordgefährdung kommen kann. Aber auch Psychosen und Eßsucht können Hand in Hand gehen. Die Bulimie kann im Prinzip von jeder psychiatrischen Krankheit begleitet sein.

Die Behandlung der Eßsucht

Obwohl die Bulimie eines der jüngsten Syndrome der Medizingeschichte ist, gibt es doch schon zahlreiche Therapieansätze. Dabei wird selbstverständlich auch nach einer ursachenspezifischen Behandlung gesucht. Doch sei hier vorweggenommen, daß die Komplexität und der psychosomatische Charakter der Bulimie es wahrscheinlich nie zulassen, eine einfache, sichere, kausale Therapie zu finden. Die bisherigen Therapieansätze arbeiten zwar einen richtigen Teilaspekt der Erkrankung heraus, verabsolutieren diesen jedoch und verzerren so das wahre Gesicht der Krankheit. Es soll im folgenden auf einige dieser Ansätze eingegangen werden.

Die Therapiephasen

Die Bulimiekranken zeigen ein vielgestaltiges Krankheitsbild. Dementsprechend kann auch die Therapie ganz verschieden ablaufen. Im wesentlichen geht es aber immer darum, die Eßstörungen (Eß- und Brechanfälle, Laxantienabusus) zu überwinden und die dahinter stehenden Familien- und Paarprobleme sowie die Persönlichkeitsstörungen zu behandeln. Die Therapie läßt sich deshalb didaktisch vereinfacht in eine Entzugs-Entwöhnungsphase und in eine Aufbau- oder Autonomiephase einteilen.

Die Entzugs-Entwöhnungsphase

Es ist sehr problematisch, von Entzugsbehandlung bei Eßsüchtigen zu sprechen. Dieser Begriff ist der Suchttherapie entnommen, wobei mit Entzug das plötzliche Weglassen des Suchtstoffs gemeint ist. Da nun bei den Eßsüchtigen die zum Leben notwendige Nahrung das Suchtmittel ist, kann diese nicht einfach weggelassen werden. Mit Entzug ist denn auch nicht gemeint, alle Speisen zu meiden, sondern den Eß-Brechzyklus zu durchbrechen. Dabei stellt sich natürlich die Frage, ob es möglich oder auch sinnvoll ist, zu Beginn der Therapie den Eß-Brechzyklus sofort zu stoppen. Bulimiekranke haben an sich und an die Umwelt einen Absolutheitsanspruch, vertreten häufig radikale Meinungen und sehen die Welt schwarz oder weiß. Wenn der Therapeut von ihnen von Anfang an verlangt, daß sie die Eß-Brechanfälle sofort aufzugeben haben, ist ihnen dies selbstverständlich nicht möglich. Wenn sie dann die zu erwartenden Rückfälle haben, erleben sie das als totales persönliches Versagen, betrachten aber auch die Therapie als nicht wirkungsvoll und brechen sie ab. Ein sofortiges Stoppen der Eß-Brechanfälle ist meiner Auffassung nach nur in Notfällen nötig, wenn sich die Anfälle lebensbedrohlich verselbständigt haben. Ich möchte hier an das Beispiel von Andrea erinnern, bei der die Eß- und Brechanfälle dermaßen eng folgten, daß sie in einem Dämmerzustand in der Gegend herumirrte und deshalb als Notfall in eine psychiatrische Klinik eingewiesen werden mußte.

Aufgrund der gemachten Ausführungen stehe ich auch sogenannten Kurzprogrammen, während denen in ein bis zwei Wochen ein sogenannter Entzug durchgeführt wird, kritisch gegenüber, wenn diese Programme auch mit maximalem therapeutischem Aufwand betrieben werden (Betreuung rund um die Uhr, Durchbrechen des Eß-Brechzyklus; Wahrnehmungsübungen von Körpersignalen, Mangel- und Völlezustände, Hunger-

und Sättigungsgefühle; diätische Informationen, Entwicklung
von mehr Selbstkontrolle usw.). Mögen sich solche Kurzprogramme kurzzeitig positiv auswirken, die eigentliche Prüfung
zeigt sich zu dem Zeitpunkt, wenn Eßsüchtige in ihrer gewohn-
ten Umgebung wieder dem Alltagsstreß ausgesetzt sind. Immer
wieder konnte ich erfahren, daß Bulimiekranke in geschützter
Atmosphäre ihre Eß-Brechzyklen leicht aufgeben, daß diese aber
in alter Umgebung wieder unvermindert einsetzen. Wenn diese
Kurzprogramme zu viel versprechen, sind die Kranken um eine
herbe Enttäuschung reicher geworden, und ihre Hoffnung, daß
man ihnen helfen kann, schrumpft weiter zusammen. Gegen die
Kurzprogramme ist nichts einzuwenden, wenn sie in eine längere
Therapie eingebettet sind.

Für die Bulimiekranken eignet sich besser der Begriff der Ent-
wöhnung, der aus der Suchttherapie stammt. Die Kranken sollen
langsam lernen, ihre Eßgewohnheiten so zu verändern, daß Eß-
und Brechanfälle weniger oder nicht mehr nötig sind. Diese
Entwöhnungsbehandlung kann je nach den Hintergründen der
Bulimie kürzere oder längere Zeit in Anspruch nehmen. Sie
sollte Maßnahmen, die die Selbstkontrolle stärken, beinhalten.
Bei meinen Kranken habe ich mit dem Schreiben eines strukturierten Tagebuchs, das auch andere Therapeuten empfehlen, gute
Erfahrungen gemacht. Dabei sollen sowohl Gedanken und Gefühle im Zusammenhang mit den Eßstörungen, aber auch die
gegessene Nahrungsmenge aufgeschrieben werden. Die Kranke
lernt eigene seelische Abläufe kennen und wird mit den großen
verschlungenen Nahrungsmengen konfrontiert. Neben dem Tage-
buchschreiben sind auch andere Maßnahmen hilfreich: Bulimiekranke sollten wenn möglich nie allein essen. Viele von ihnen
sind für die Eß- und Brechzyklen vor allem anfällig beim Genuß
bestimmter Speisen. Diese sollten am Anfang der Therapie ge-
mieden, später dann aber schrittweise wieder gegessen werden.
Familienangehörige können der Kranken beim Essen dadurch
helfen, daß ihr die im gemeinsamen Gespräch festgelegten Ratio-
nen aufgetischt werden. Es sollte ein genauer Essensplan eingehalten werden, wobei sich drei Haupt- und zwei Nebenmahlzeiten bewährt haben. Es ist vorteilhaft, pro Mahlzeit nicht zuviel,
dagegen häufig zu essen. Räumlichkeiten, in denen Eßanfälle

auftreten, wie z. B. die Küche, sollten vor allem abends nicht unnötig betreten werden. Man kann sie beispielsweise abschließen. Von sich ankündigenden Eßanfällen sollte möglichst früh durch andere Tätigkeiten abgelenkt werden. Es ist natürlich vorteilhaft, hier Verwandte oder Freunde mit einzubeziehen und nicht allein zu sein. Folgende Tätigkeiten haben sich bewährt: Sport treiben, ein Bad nehmen, mit Freunden und Verwandten telefonieren, Spaziergänge machen, Musik hören, ein Mantra oder Gebet ständig sprechen usw. In der Entwöhnungsphase sollte das Wiegen auch nicht mehr die zentrale Rolle spielen. Meiner Erfahrung nach bewährt es sich, wenn sich die Kranken etwa einmal wöchentlich wiegen, damit sie sich an ihr neues Gewicht gewöhnen und auf der anderen Seite nicht unnötige Kontrollängste haben.

Die Aufbau- und Autonomiephase

Eventuell kann durch die beschriebenen, recht einfachen Maßnahmen schrittweise ein recht guter Eßrhythmus erreicht werden, und die Anfälle werden seltener. Falls das relativ rasch geschieht, kann dies als prognostisch günstiges Zeichen interpretiert werden. Es kann Ausdruck dafür sein, daß die Bulimie eher ein reaktives Geschehen ist und hinter ihr nicht schwere familiäre, partnerschaftliche und persönliche Probleme stehen. Sind diese jedoch unverkennbar, muß man an sie intensiv psychotherapeutisch herangehen. Je nach Schwerpunkt der Probleme sollte eine Familien- oder Paartherapie oder dann eine intensive analytische Einzeltherapie durchgeführt werden. Wenn es durch die bisherigen therapeutischen Bemühungen gelungen ist, eine gute therapeutische Beziehung herzustellen, kann eine solche analytisch orientierte Therapie die Patientinnen freier und eigenständiger machen, ihnen Selbstvertrauen geben, so daß sie in reifer Verantwortlichkeit ihr Leben selbst in die Hände nehmen können. So verliert die Bulimie zunehmend ihren tieferen Sinn. Diese psychotherapeutische Autonomie- und Aufbauphase kann unter Umständen lange Zeit in Anspruch nehmen. Häufig gehen beide ineinander über, wenn die Kranken nicht nur eßsüchtig, sondern auch seelisch schwer krank sind. Als Beispiele möchte ich dafür die schwere narzißtische Neurose und die Borderline-Krankheit* nennen. Dabei ist es sehr schwierig, eine tragende therapeutische Beziehung aufzubauen. Die Heftigkeit der Eß- und Brechanfälle steht hier praktisch als Sinnbild dafür, wie brüchig und verletzlich die Beziehungsfähigkeit solcher Kranken ist. So kann es denn auch zu plötzlichen Therapieabbrüchen bzw. -unterbrechungen kommen. Wie eine solche analytische Einzeltherapie abläuft, ist ausführlich im Fall der Alice Federle beschrieben.

Auch in der Behandlung der Bulimie gibt es eine medizinische und eine psychotherapeutische (Familien- und Einzeltherapie) Behandlungsebene. Diese Ebenen können phasenhaft nacheinander ablaufen, aber auch ineinander übergehen.

Die medizinische Ebene

Ähnlich der Magersucht kann auch die Bulimie mit organischen Störungen und körperlichen Folgeerscheinungen einhergehen. Diese bedürfen medizinischer Behandlung. Die medizinische Behandlung und Intervention ist ein unabdingbares Glied in einer effektiven Behandlungskette. Ohne medizinische Intervention können psychotherapeutische Bemühungen illusorisch sein. Die medizinischen Probleme ergeben sich aus der Mangelernährung, den Eß- und Brechanfällen, dem Mißbrauch von Abführ- und Ausschwemm-Mitteln, der übertriebenen sportlichen Betätigung und der falschen Handhabung des Insulins bei zuckerkranken Eßsüchtigen. Man muß aber auch die kleine Gruppe der übergewichtigen Eßsüchtigen erwähnen, bei denen sich aus der Adipositas permagna (überstarke Fettsucht) ebenfalls medizinische Komplikationen ergeben können.

---

* Borderline, eine Störung, die zwischen Neurose (seelische Fehlentwicklung) und Psychose (Geisteskrankheit) eingegliedert wird. Die Betroffenen leiden unter extremen Stimmungsschwankungen und einem inkonstanten Identitätsgefühl. In einer Interaktion wird immer dem Partner die Schuld und Verantwortung zugewiesen. Der extrem impulsive Charakter zeigt oft selbstzerstörerische Tendenzen, wie Eßstörungen, Alkohol- und Drogensucht.

Die Mangelernährung

Die Bulimie führt in der Regel nicht zu lebensbedrohlicher Abmagerung. Die meisten Kranken sind leicht untergewichtig, meistens ideal- und normgewichtig und nur eine kleine Minderheit adipös. Darum ergeben sich vom Körpergewicht her nur selten medizinische Probleme. Eine Ausnahme bildet die kleine Untergruppe von Bulimikerinnen, die das klassische psychopathologische Krankheitsbild der Bulimie zeigen, jedoch keine Methode zur Gewichtskontrolle gefunden haben. Bei ihnen kann eine Adipositas permagna (eine überstarke Fettsucht) entstehen. Diese kann längerfristig selbstverständlich mit Problemen des Kreislaufsystems (erhöhter Blutdruck, Herzüberlastung), mit Zuckerkrankheit, Gicht und mit Abnützungserscheinungen der Gelenke einhergehen.

Dagegen stellt die Mangelernährung bei den meisten Bulimiekranken ein ernstes Problem dar. Wegen der Eß- und Brechanfälle ernähren sich die Kranken schlecht, und es können Mangelerscheinungen auftreten. Diese wirken sich auf die meisten Organe aus. Auch bei Bulimiekranken konnte der deutsche Forscher Manfred Fichter nachweisen, daß sie im Gehirn, ähnlich wie Magersüchtige und Depressive, einen Mangel an den Neurotransmittersubstanzen Serotonin und Noradrenalin (Überträgerstoffe an den Schaltstellen der Gehirnnervenzellen) haben. Somit könnte die Mangelernährung ein Grund dafür sein, daß die meisten Bulimiekranken schwer depressiv werden können.

Die Mangelernährung beeinflußt auch das endokrine System. Dabei ist vorwiegend die Hypothalamus-Hypophysen-Gonaden-Achse zu nennen. Die Mangelernährung führt dazu, daß zu wenig weibliche Hormone produziert werden, so daß daraus eine Amenorrhö (Ausbleiben der Regelblutung) resultieren kann. Diese ist aber kein sicheres Zeichen der Unfruchtbarkeit der betreffenden Frauen. Bei sexuellen Kontakten muß deshalb gleichwohl eine sichere Verhütung betrieben werden. Wie bei den Magersüchtigen sollte sich der Arzt davor hüten, die Menstruation rein medikamentös auszulösen. Diese Monatsblutung stellt sich in der Regel wieder ein, wenn die Mangelernährung aufhört und die Kranken psychisch ausgeglichener werden. Die Mangelernährung kann auch dazu führen, daß die Kranken sexuelle Störungen mit geringem sexuellem Verlangen und eingeschränkter sexueller Genußfähigkeit haben. Auch andere Hormonsysteme können durch die Mangelernährung in Mitleidenschaft gezogen werden, wobei insbesondere die Schilddrüse zu erwähnen ist. Es kann zu Hypothyreose (Unterfunktion der Schilddrüse) kommen, welche sich in depressiver Verstimmung, Energielosigkeit, Körperschwäche, Kälteempfindlichkeit, trockener Haut, brüchigem Haar, verlangsamtem Puls und in verminderten Stoffwechselabläufen des Körpers äußert.

Die Mangelernährung wirkt sich auch auf das Herz-Kreislauf-System, die Nieren und den Magen-Darm-Trakt aus, vor allem wenn sie von Hypokaliämie begleitet ist. Bezüglich des Herzens und der Muskeln sei hier noch beigefügt, daß Bulimiekranke recht häufig Brechwurz (radix ipecacuana) mißbrauchen. Diese Substanz kann zu Herzmuskel- und allgemeinen Muskelschäden führen.

Die Psychopharmaka-Therapie

In diesem Zusammenhang muß natürlich die Frage diskutiert werden, ob die Anwendung von Psychopharmaka sinnvoll und angezeigt ist. Wenn man von den obigen Befunden ausgeht, wäre die Anwendung von Antidepressiva eigentlich indiziert, vor allem solange der Zustand der Mangelernährung herrscht und die Patienten depressiv sind. Die serotonergen Antidepressiva (Floxyfral = Fluvoxamin, Seropram = Citalpram, Fluoxetin = Fluctin) werden vor allem für die »süßen« Bulimikerinnen empfohlen. Diese verschlingen bei ihren Eßanfällen vorwiegend süße Speisen. Das Ludiomil (= Maprotilin) soll bei »salzigen« Bulimiekranken besser wirken. Im Prinzip gibt es genaue Studien zu allen Antidepressiva, wobei die Therapieerfolge teilweise sehr optimistisch (Hudson) und teilweise kritisch (Mitchell/Vandereycken) beurteilt werden. Meine persönlichen klinischen Erfahrungen gehen dahin, daß im Anfangsstadium die serotonergen Antidepressiva helfen können, damit die Kranken wieder einen regelmäßigen Eßrhythmus erreichen und ihre depressiven Verstimmungszustände verlieren können. So betrachtet, erleichtern die Antidepressiva unter Umständen den Einstieg in eine Psychotherapie. Selbstverständlich wende ich auch Antidepressiva an, wenn neben der Bulimie eine eindeutige (Major-)Depression besteht. Weitere Medikamente sollten nur appliziert werden, wenn sie eine andere, nicht durch die Bulimie gegebene Indikation haben: Antikonvulsiva (z. B. Tegretol) bei Krampfleiden, Lithium, wenn eine manisch-depressive Krankheit vorliegt. Da die Applikation von Antidepressiva bei reiner Bulimie-Erkrankung meiner Auffassung nach nie zwingend ist, berücksichtige ich diesbezüglich auch die Meinung der Kranken, denen ich in solchen Fällen die Medikamente nie aufdränge. Die optimistischen Mitteilungen der Literatur (Hudson), daß Antidepressiva allein Heilung bringen, kann ich nicht teilen.

Die Eßanfälle

Diese führen vor allem im Magen-Darm-Bereich zu Komplikationen. Durch die Eßanfälle kann es zu starker Magenausweitung mit Gefahr eines Magenrisses kommen. Dabei stellen sich furchtbare Magenschmerzen und Übelkeit ein. In solchen Fällen ist den Kranken Erbrechen und Stuhlgang häufig nicht mehr möglich, und sie können einen Magen- oder Darmverschluß erleiden. Häufig müssen solche Patienten als Notfall ins Krankenhaus eingeliefert werden, wie das bei zwei meiner Patientinnen der Fall war.

Durch die Eßanfälle wird wahrscheinlich die Bauchspeicheldrüse überreizt, so daß es zu Entzündungen dieses Organs (Pankreatitis) kommen kann.

Das Erbrechen

Die meisten medizinischen Komplikationen bei Bulimiekranken werden vom Erbrechen verursacht. Dieses schädigt vor allem den Magen-Darm-Trakt, möglicherweise die Lunge und indirekt über die Hypokaliämie auch das Herz und die Nieren.

Wenn ständig Magensäure in den Mund eindringt, führt das zum Auflösen des Zahnschmelzes. Die Patienten spüren Zahnschmerzen, sind anfälliger für Karies, haben Zahnfleischentzündungen und sehen unästhetisch, unappetitlich aus. Zudem wird die Ohrspeicheldrüse vermehrt angeregt, schwillt dabei an und hinterläßt ein »Mond- oder Mumpsgesicht«.

Magensäure ätzt auch die Speiseröhre, die sich oft entzündet. Daraus entstehen hartnäckige Schluckstörungen, so daß die Kranken nur noch flüssige Nahrung zu sich nehmen können. Es wird auch von Rissen der Speiseröhre berichtet, wobei es sich hierbei um einen lebensbedrohlichen Zustand handelt.

Das ständig wiederholte Erbrechen kann auch zu Aspiration von Mageninhalt in die Lunge führen. Dadurch entstehen Tracheitis und Bronchitis mit Halsschmerzen und Husten. Falls das Erbrochene in die Lunge gelangt, kann eine lebensgefährliche Aspirationspneumonie (Lungenentzündung) entstehen.

Auch der Magen selber wird durch das Erbrechen in Mitleidenschaft gezogen. Er kann seine Beweglichkeit verlieren und wird schlaffer. Dadurch ist der Weitertransport der Nahrungsmittel erschwert. Die Resorption von Medikamenten und der gesamten Ernährung verschlechtert sich.

Häufiges Erbrechen beeinflußt schließlich die Elektrolyte (vor allem das Kalium), aber auch den Säuren-Basen-Haushalt. Der Körper verliert Säure, das Blut wird alkalisch (säurearm). Dieser Umstand führt dazu, daß über die Niere vermehrt Kalium verlorengeht. Das Erbrechen führt aber auch zu Wasserverlust und Körperentwässerung (Dehydratation). Im schlimmsten Fall kann es zum Kreislaufschock kommen.

Der Mißbrauch von Abführmitteln (Laxantien-Abusus)

Jahrelanger Laxantien-Abusus wirkt sich auf den Dickdarm sehr negativ aus. Die Kranken leiden unter dem Einfluß von Laxantien abwechslungweise unter Durchfällen, Verstopfung und starken Unterbauchschmerzen. Der Dickdarm verliert zunehmend seine Peristaltik, so daß der Stuhlgang immer schwieriger wird. Der Dickdarm erschlafft und erweitert sich und kann sich hartnäckig entzünden. Das können Gründe für eine operative Dickdarmresektion werden.

Der Mißbrauch von Abführmitteln wirkt sich auch auf den Kaliumhaushalt aus; Kalium kommt dann im Stuhl angereichert vor. Der Laxantien-Abusus führt zudem zu einer Alkalose (Säurearmut), welche ihrerseits über die Nieren einen Kaliummangel bewirkt. Schließlich soll auch noch auf den Kalziummangel hingewiesen sein, welcher zu Muskelverkrampfungen (Tetanie) führen kann.

Der Mißbrauch von Diuretika

Der Abusus von Diuretika (Ausschwemm-Mitteln) bewirkt ebenfalls einen Kaliummangel. Auch andere Körperstoffe verändern sich: Es kommt zum Mangel von Natrium und Magnesium und zum Überschuß von Harnsäure mit Gichtgefahr, von Kalzium, von Zucker, von Fettstoffen und Cholesterin. Selbstverständlich tritt eine Körperentwässerung mit der von den Patienten erwünschten Gewichtsabnahme ein.

Der Mangel an Kalium

Bei den Bulimiekranken kommt der Mangel an Kalium durch Erbrechen und durch den Mißbrauch von Abführ- und Ausschwemm-Mitteln zustande. Dieser äußert sich in Muskelschwäche, Völlegefühl, Reflux und Sodbrennen, Verstopfung, Polydipsie (Vieltrinken) und Nykturie (häufiges nächtliches Wasserlassen). Er führt auch zu Herzrhythmusstörungen, die tödlich sein können. Andererseits schädigt er die Nierenkanälchen, womit diese die Fähigkeit verlieren, den Urin zu konzentrieren. Auch der Magen-Darm-Trakt ist betroffen, denn die Beweglichkeit des Magens und des Darms nimmt ab. Dadurch verzögert sich die Magen- und Darmentleerung.

Übertriebenes Sporttreiben

Allzu starkes körperliches Training, von den Bulimiekranken als Gewichtskontrolle eingesetzt, hat ebenfalls negative körperliche Folgen. Es kann, wie bei der Mangelernährung, die endokrine Achse Hypothalamus-Hypophyse-Gonaden beeinträchtigt werden mit unregelmäßiger Menstruation bis zur Amenorrhö, mit verspäteter Menarche, ja sogar mit Unfruchtbarkeit. Andererseits kann auch der Bewegungsapparat in Mitleidenschaft gezogen werden. Nicht selten stellen sich Abnützungserscheinungen an

Gelenken, beispielsweise am Hüftgelenk ein, wie das bei einer meiner Patientinnen der Fall war. Eine zweite Patientin litt unter Entzündungen der Mittelfingergelenke, nachdem sie übermäßig den Bergsteigersport betrieben hatte.

Diese eingehende Beschreibung der medizinischen Komplikationen soll verdeutlichen, daß Bulimiekranke auch immer medizinisch begleitet und betreut werden sollen. Kommt es zu einer der beschriebenen Komplikationen, muß sofort die entsprechende medizinische Maßnahme ergriffen werden. Bei meinen Patientinnen kam es auch vor, daß sogar chirurgische Eingriffe nötig waren.

Die familien- und paartherapeutische Ebene

Bei Magersüchtigen ist es leichter, eine Familientherapie zu beginnen, als bei Bulimiekranken. Bei Magersüchtigen bestehen tendenziell entweder zwanghafte Bindungsfamilien oder narzißtische »Modell- und Ideal-Familien«. Wenn diese Familien einer wirkungsvollen Therapie offen oder versteckt oft viele Widerstände entgegenstellen, sind sie im Grunde genommen doch sehr besorgt, halten zusammen und sind vor allem in Krisen und Notsituationen zu Familiengesprächen bereit.

Diese gestalten sich bei Bulimiekranken schwieriger, denn die Kranken selber und auch die Familien setzen eher mehr Widerstände entgegen. Die Bulimia nervosa zeigt sich in der Regel weniger akut und bedrohlich als die Magersucht, so daß sowohl die Kranken als auch ihre Familien eher zur Bagatellisierung und Verleugnung neigen. Andererseits hat die bulimiekranke Patientin in den besagten Familien eine Sonderrolle: Sie kann einerseits »Sündenbock« sein, aber viel häufiger ist sie der »Sonnenschein« der Familie. Nicht selten übernimmt sie in der Familie besondere Verantwortlichkeit, indem sie sich für die Ehe der Eltern und auch für die Probleme der Geschwister verantwortlich fühlt. In solch »idealer Stellung« bringt sie es nicht über sich, ihre Schwächen den Eltern und anderen Familienmitgliedern anzuvertrauen und sie zu enttäuschen. Diese Angst, andere zu enttäuschen, ist mit der Angst verbunden, daß die Kranke die Liebe der Eltern verliert. Wenn Bulimiekranke in die Therapie kommen, tendieren sie von sich aus eher zur Einzeltherapie und lehnen aus Schamgefühlen Familiengespräche ab. Sie sind in der Regel älter als die Magersüchtigen, leben häufig von der Herkunftsfamilie getrennt, so daß sich eher eine Paar- als eine Familientherapie anbietet. Ferner können sie aus Familien stammen, die chaotische Strukturen zeigen, so daß aufgrund der Zerrissenheit und Verwahrlosung Familiengespräche illusorisch sind. Diese können aber auch durch einen weiteren Umstand erschwert werden: Häufig leiden die Patientinnen bereits unter einer chronischen Bulimie, wenn sie mit einer Therapie beginnen wollen. Wenn eine anorektische Phase vorausging, kamen die Kranke und ihre Familie eventuell schon früher mit anderen Therapeuten in Berührung. Daraus können auch bei der Familie Resignation und Hoffnungslosigkeit entstanden sein, so daß die Familie eine weitere therapeutische Beteiligung ablehnt.

Die einzelnen Bulimiekranken unterscheiden sich untereinander sehr stark und stellen eine heterogene Gruppe dar. Dementsprechend vielgestaltig sind auch die Familien, von denen sie abstammen.

Trotzdem kann man vereinfacht drei Familientypen vorfinden:

1. Wie bei den Magersüchtigen findet man bei einer kleinen Minderzahl von Eßsüchtigen zwanghafte Bindungsfamilien vor, wie sie vom deutschen Psychiater Helm Stierlin beschrieben wurden. Bei diesen Kranken geht der Eßsucht fast ausnahmslos eine Magersucht voraus. Es besteht eine enge Bindung der Familie über Generationen hinweg. Die innerfamiliären Grenzen sind offen, und die Familienmitglieder sind ineinander verstrickt. Nach außen hin zur Umwelt bestehen meistens starre Grenzen. Es gibt eine unverrückbare Familienideologie, der sich der einzelne unterordnen muß. Opferbereitschaft, Leistungswille und Konformismus sind wichtige Werte. Dieser Familientyp findet sich vorwiegend bei restriktiven und kontrollierten Magersüchtigen, kommt aber selten auch bei Bulimiekranken vor.

2. Die meisten Eßsucht-Patientinnen entstammen narzißtischen »Ideal- und Modell-Familien«. Wie die Bindungsfamilien imponieren sie durch relative äußere Geschlossenheit und durch

strenge innere Regeln. Sie zeigen einen leistungsbezogenen, perfektionistischen Familienstil. Sie sind aber auch anfällig, ihre Leistungen offen oder versteckt nach außen zu präsentieren. Die körperliche Erscheinungsform, die Attraktivität, das Schlankheitsideal und die Diätwelle sind in diesen Familien besonders ausgeprägt. Äußerer Glanz ist wichtiger als innere Wärme. Die meistens versteckte Bulimie ist eine krankhafte Anpassung an die zu hohe Leistungs- und Attraktivitätsideologie der Familie. Trotz der Rigidität der zwanghaften Bindungsfamilie und der äußeren Oberflächlichkeit der narzißtischen Idealfamilie ist es doch unter Umständen noch möglich, diese Familien in den therapeutischen Prozeß einzubeziehen.

3. Schwieriger wird das mit den chaotischen Familien, denen doch auch viele Bulimiekranke entstammen. Mit ihnen ist eine Kommunikation sehr schwierig, da Vereinbarungen nicht eingehalten werden und da starke Verwahrlosungstendenzen bestehen können. In diesen Familien gibt es häufig verschiedene seelische Krankheiten. Es können Suchtkrankheiten, aber auch schwere Geistes- und Gemütskrankheiten vorkommen. Die Familien sind nicht selten Broken-home-Familien nach Scheidung und Trennung. Konflikte werden nicht konstruktiv ausgetragen, sondern impulsiv, aggressiv und durch Fluchtergreifung. So kommt es in diesen Familien zu Aggressionshandlungen, zu Gewaltanwendung und auch zu sexuellem Mißbrauch. Die Kranken selber leiden ihrerseits neben der Bulimie an schweren seelischen Störungen, wobei Borderline-Struktur, andere Süchte, aber auch eine Fettsucht möglich sind. Da das familiäre Milieu wenig therapeutische Ressourcen hat, muß häufig die Loslösung von der Familie angestrebt werden. Das kann durch Einschaltung einer Pflegefamilie oder auch durch Klinikeinweisung geschehen. Eine stationäre psychiatrische Behandlung ist in solchen Fällen immer angezeigt, wenn die Bulimie von anderen Süchten, wie Alkoholismus oder Drogenabhängigkeit, begleitet ist. Die Bulimie kann in diesen Familien unter Umständen den tieferen Sinn haben, sich von der Familie loslösen und trennen zu wollen.

*Trotz der beschriebenen Schwierigkeiten scheint mir der Einbezug
der Familie auch bei Bulimiekranken von Nutzen zu sein,
vor allem in folgenden Situationen:*

1. Wenn die Familienkräfte unbedingt zur Überwindung einer
   Notfallsituation genutzt werden müssen. Bei Bulimiekranken
   ist das vor allem im Zusammenhang mit schwerer Depression
   und Selbstmordgefährdung nötig. So kann unter Umständen
   durch den Einbezug der Familie eine an sich nötige stationär-
   psychiatrische Behandlung umgangen werden.

2. Familienangehörige können aber auch in der Entwöhnungsphase eine wesentliche Hilfe darstellen, wenn es darum geht,
   daß die Bulimiekranke wieder normale Eßgewohnheiten an-
   nimmt. Es sollte dabei therapeutisch auf die Wünsche der
   Kranken eingegangen werden, welche Hilfe sie vom Partner,
   von den Eltern oder anderen Familienmitgliedern wünscht.
   Wenn das nicht genau abgesprochen wird, kann es zu unheilvollen Verstrickungen kommen, welche ins therapeutische Abseits führen.

3. Wenn die Bulimie eine besondere familiäre Dysfunktionalität
   ausdrückt, ist es vorteilhaft, die Familie in den Therapieprozeß
   mit einzubeziehen. Wie bei Magersuchtkranken ist in diesem
   Zusammenhang die »Parentifizierung« zu erwähnen, wenn
   Bulimiekranke in elterliche Konflikte hineingezogen werden
   und elterliche Rollen übernehmen müssen. In ihrem Anpassungsdrang haben sie aber auch die Tendenz, nicht nur
   gegenüber den Eltern, sondern auch gegenüber anderen Familienmitgliedern besondere Verantwortung zu übernehmen.
   Aus diesem krankhaften Verantwortungsgefühl sollte man sie
   therapeutisch befreien.

4. Bei chaotischen Familien muß man im Sinn der Systemtherapie häufig Hilfspersonen in der näheren und weiteren Umgebung mit einbeziehen. Eventuell sind fürsorgerische, administrative Maßnahmen nötig, die immer möglichst mit der
   Familie und nicht gegen die Familie zu treffen sind.

5. Bei Ehen oder festen Partnerschaften ist es positiv, den Partner
   wenigstens teilweise in die Therapie einzubeziehen. Eventuell
   ist eine kollusionäre Partnerschaft eine Mitursache für die Bulimie und kann dann eventuell therapeutisch vermindert oder

beseitigt werden. Die Erkrankung stellt auch für den Partner eine große Belastung dar. Die Kranke selber fühlt sich ihm gegenüber meistens schuldig und leidet deshalb unter Schuld- und Schamgefühlen. Es ist besonders wichtig, daß die partnerschaftlichen Verhältnisse um die Bulimie herum therapeutisch geklärt werden. Eventuell kann auch erreicht werden, daß sich das Verhalten des Partners ändert. Vielleicht nimmt er eine falsche Schonhaltung ein, ignoriert das bulimische Geschehen. Viele Partner resignieren, werden hoffnunglos und fangen an, die bulimiekranke Frau zu entwerten. Andere sabotieren den therapeutischen Prozeß, weil sie insgeheim Angst haben, ihre Frau zu verlieren, wenn sie wieder gesund ist. Das beschriebene krankhafte Verhalten des Partners kann eventuell therapeutisch in ein gesünderes, aufbauenderes umgewandelt werden.

Die einzeltherapeutische Ebene

Bei den meisten von mir behandelten Bulimiekranken wurden Einzeltherapien durchgeführt. In der Entwöhnungsphase mußten dabei Momente der Verhaltenstherapie angewandt werden, um so den Eß-Brechzyklus zu durchbrechen. In diesen Phasen hat es sich als besonders hilfreich erwiesen, Diätassistentinnen/Diätberaterinnen mit einzubeziehen. Diese können den Bulimiekranken kompetente Informationen über eine gesunde Ernährung geben und damit helfen, sie von ihren abstrusen Ernährungsgewohnheiten wegzubringen. Dabei ist es wie bei Magersüchtigen sehr wichtig, daß Therapeut und Beraterin eng zusammenarbeiten, damit es nicht zu Mißverständnissen und Manipulationen kommt. In der Autonomie- und Aufbauphase habe ich vorwiegend analytische Psychotherapien durchgeführt, welche meistens darauf abzielten, das mangelnde Selbstvertrauen der Patientinnen zu verbessern. Es konnten aber auch begleitende seelische Krankheiten angegangen werden, wie Angst- und Zwangsneurosen, neurotische Depressionen, narzißtische Neurosen, Borderline-Krankheiten und auch psychotische Dekompensation. Bei Vorliegen einer Sucht mußte vor der ambulanten Einzeltherapie eine Entzugs- und Entwöhnungsbehandlung in einer Klinik durchgeführt werden.

Es gibt natürlich verschiedene einzeltherapeutische Psychotherapierichtungen, wobei besonders die Verhaltenstherapie, die Gesprächspsychotherapie, die analytischen Psychotherapieformen, die Körpertherapien, das katathyme Bilderleben, die Hypnosetherapien, die Gestalttherapie und andere mehr zu erwähnen sind. Ich meinerseits bin in Daseinsanalyse ausgebildet.

*Eine daseinsanalytische Einzeltherapie beginne ich
in folgenden Situationen:*

1. Wenn ein genügend großer Leidensdruck und eine gewisse Introspektionsfähigkeit bei der Bulimiekranken die nötige Motivation und damit die Voraussetzung für eine erfolgreiche analytische Behandlung schaffen.

2. Wenn keine schwere lebensbedrohliche Situation vorliegt, die durch die Familie oder in einer psychiatrischen Klinik oder in einem Krankenhaus kontrolliert werden muß. Bulimiekranke Patientinnen können beispielsweise schwer depressiv und selbstmordgefährdet sein, so daß das therapeutische Feld von der Einzel- auf die Familientherapie ausgeweitet werden muß. Bezüglich Suizidalität sollte man besonders in der Phase der Überweisung durch den Hausarzt wachsam sein, weil die Patientinnen diesen Schritt häufig als Abschiebung empfinden. Aus der Depressionstherapie weiß man, daß Trennungen in solchen Phasen besonders traumatisch erlebt werden.

3. Wenn Familienmitglieder fehlen, selber an Krankheiten leiden oder nicht bereit sind, an der gemeinsamen Therapie teilzunehmen.

4. Wenn vorausgehende Familientherapien gescheitert sind, wähle ich in der Regel den einzeltherapeutischen Weg.

Hier kann nicht im Detail beschrieben werden, wie eine solche analytische Therapie abläuft. Wichtig ist es, daß sich eine gute, vertrauensvolle Beziehung zwischen Therapeut und Patientin herstellt, damit diese die nötige Zeit und den nötigen Raum bekommt, altes Verhalten aufzugeben und neues zu probieren und anzunehmen. Ein zentrales Thema bei fast allen Bulimiekranken ist ihr angeschlagenes Selbstvertrauen. In ihren Familien haben sie starke Anpassung gelernt. Sie haben dabei auch erfahren, daß anpasserisches Verhalten honoriert, Eigenständigkeit dagegen bestraft wird. Das Selbstvertrauen wurde zudem durch die ständigen Eß- und Brechanfälle, welche sie als Niederlagen erlebten, in Mitleidenschaft gezogen. Selbstunsicherheit und Selbszweifel versuchten sie durch äußeren Perfektionismus, durch hohen Leistungsanspruch, aber auch durch Betonung der Attraktivität abzuwehren. Andererseits suchten sie starken Halt bei Beziehungspersonen, von denen sie zu sehr abhängig wurden und ohne die sie nicht mehr leben konnten. Aus Angst, sie zu verlieren, haben sie sich ihnen zu stark unterworfen. In der Therapie geht es also darum, das Selbstvertrauen, die Eigenständigkeit, eine stabile Identität zu fördern und die Patientinnen aus krankhaften Beziehungen herauszuführen. Es ist ihnen unter Umständen bei größerem Selbstvertrauen auch möglich, ihren zwanghaften Perfektionismus aufzugeben. Am Anfang der Therapie ist es auch wichtig, daß man folgendem Umstand Rechnung trägt: Wie alle Suchtkranken suchen auch die Eßsüchtigen eine sofortige Lösung und Besserung. Durch das Suchtverhalten haben sie gelernt, daß »augenblickliche Heilung« eintritt. Der Süchtige nimmt sich nämlich keine Zeit, Frustrationen auszuhalten, Unannehmlichkeiten zu überwinden und so persönlich zu reifen. Bei den Eßsüchtigen ist es deshalb wichtig, daß sie sich diese Zeit einräumen, daß sie in kleinen Schritten lernen, ihre Eßstörungen aufzugeben und persönlich zu reifen.

Es ist vorteilhaft, sich therapeutisch nach dem tieferen Sinn der Bulimie zu fragen. Diese kann persönliche, familiäre oder auch partnerschaftliche Probleme ausdrücken. Sehr häufig stellt sich durch die Bulimie die Frage nach dem eigenen Wert, nach dem Angenommen- und Geliebtwerden. Häufig fühlen sich Bulimiekranke völlig heimatlos, entwurzelt, vor allem wenn sie fern der Heimat auch noch von der Arbeit überfordert sind. Das Gefühl der Heimatlosigkeit kann aber auch zu Hause auftreten, wenn die Familie wenig Geborgenheit bietet und wenn die Kranke in der Familie die Rolle des »Sündenbocks« hat. Bulimie kann auch Ausdruck einer globalen Bedrohung und einer durchgreifenden Erschütterung sein. Das trifft vor allem bei Borderline-Kranken und bei psychotisch Dekompensierten zu. In Partnerschaften drückt Bulimie ab und zu eine neurotische Kollusion aus, wenn beispielsweise eine zwanghafte, perfektionistische Frau einen chaotischen Mann heiratet und sie es nie schafft, die nötige Ordnung herzustellen. Eine ähnliche Kollusion liegt auch vor, wenn die Partnerin eines Alkoholikers plötzlich bulimisch wird. Ehen können aber auch zu einem erdrückenden Gefängnis werden, wenn Eifersucht jede freiheitliche Regung des Partners zu ersticken droht. Hier kann die Bulimie ausdrücken, daß die Kranke sich aus diesem Gefängnis lösen möchte. Im Zusammenhang mit der Familie kann die Bulimie anzeigen, daß die Kranke sich aus überfordernder Verantwortlichkeit gegenüber Eltern und Geschwistern lösen möchte oder daß ihr das Chaos der Familie zu beschwerlich wird. Eventuell leidet sie unter den unverrückbaren familiären Ideologien des Leistungsanspruchs und der Attraktivität so sehr, daß sie durch die Bulimie insgeheim dagegen protestieren will. Nicht selten drückt die Bulimie einen starken Kampf zwischen Tochter und überprotektiver Mutter aus. Aber auch Zukunftsängste, insbesondere die Angst vor Übernahme persönlicher Verantwortung, können sich hinter der Krankheit verstecken.

Besondere therapeutische Schwierigkeiten

Wie weiter oben angedeutet, kann die Behandlung von Bulimiekranken mit besonderen Schwierigkeiten einhergehen. Diese Schwierigkeiten sind sehr vielgestaltig. Im folgenden werden nur die wichtigsten genannt.

Es kommt vor, daß Bulimiekranke nicht in erster Linie
wegen der Eßsucht, sondern wegen einer augenblicklichen Krise
in Behandlung kommen.
Sobald diese Krise überwunden ist, besteht keine weitere Therapiemotivation, wenn die Krankheit auch in unverminderter Form weiterbesteht. In solchen Fällen, mag auch noch so eine klare Indikation zur Therapie vorliegen, ist die Voraussetzung zur Therapie wegen mangelndem Leidensdruck nicht gegeben. Entsprechend ihrem allgemeinmenschlichen Verhalten lassen sich

die Kranken vordergründig auf Therapievorschläge ein, geben hie und da vor, eine weitere Therapie zu machen, entziehen sich dann aber klammheimlich der Behandlung. Auch in ihrer Privatsphäre verhalten sie sich ähnlich, teilen die Krankheit häufig weder dem Freund noch den Eltern noch Freunden mit. In meiner Heimat würde man sagen, »es muß noch mehr Wasser die Rhône hinunterfließen«.

Unter den Bulimiekranken leiden manche unter einer Begleitsucht, wie Alkoholismus, Drogenabhängigkeit oder Medikamentensucht.
Diese Kranken zeichnen sich häufig durch Unstetigkeit, Impulsivität, Aggressivität und schlechte Eigenkontrolle aus. Ihre sozialen Verhältnisse und Beziehungen sind meistens nicht zum besten bestellt. In therapeutischer Hinsicht kommt man auch bei ihnen häufig nicht über eine Krisenintervention hinaus. Falls sie zu längerer Behandlung bereit sind, muß zuerst die Abstinenz durch eine Entzugsbehandlung angestrebt werden. Daran sollten sich psychotherapeutische, aber auch sozialtherapeutische Maßnahmen anschließen. Eine Zusammenarbeit mit einem Sozialarbeiter kann nötig sein, da die soziale Situation geändert werden muß und auch Fremdplazierungen nötig sein können oder auch Schulden saniert werden müssen.

Eine kleine Gruppe von Bulimiekranken hat keine wirkungsvolle Methode zur Gewichtsabnahme gefunden.
Im übrigen zeigen sie aber das gleiche psychopathologische Bild wie die erbrechenden Bulimiekranken. Sie werden aufgrund ihrer Eßanfälle unförmig adipös, entwickeln eine sogenannte Adipositas permagna, an der sie erheblich leiden. Wegen ihrer körperlichen Unförmigkeit meiden sie soziale Kontakte und leben in Zurückgezogenheit und Isolation. Gerade bei ihnen liegt nicht selten eine begleitende psychiatrische Krankheit vor, eine Borderline-Krankheit, eine Angstneurose u. a. m. Sie stammen nicht selten aus chaotischen Familien. Auch die Gestaltung ihres eigenen Lebens und ihrer Eßgewohnheiten verläuft chaotisch. Eine therapeutische Beziehung ist schwer aufzubauen, verläuft wechselhaft, und es kommt oft zum Abbruch der Therapie. Wenn man diesen Patientinnen jedoch genügend Zeit und Raum gibt, kann sich

auch bei ihnen eine gute und wesentliche Besserung einstellen, wie das bei zwei meiner Patientinnen der Fall war. Häufig spielt aber auch familiärer Widerstand hinein, wenn sich nach Monaten noch kaum eine Besserung abzeichnet und die Therapie von Angehörigen als wirkungslos abgetan wird. Theoretisch gesehen, wäre bei dieser Patientengruppe eine stationäre Behandlung häufig angezeigt, praktisch scheitert diese aber am Widerstand der Patientinnen, weil sie sich vor einer psychiatrischen Klinik oder dem Krankenhaus massiv fürchten.

In der Gruppe der Patientinnen,
welche in früheren Phasen an einer Anorexie gelitten haben,
findet man eher die angepaßten Kranken.
Wenn sie ihren hohen Idealvorstellungen nicht entsprechen, kann es zu schweren narzißtischen Zusammenbrüchen kommen. Daraus resultieren ausgeprägte depressive Verstimmungszustände mit Selbstmordgefährdung. In solchen Fällen geht es darum, die selbstmordgefährdeten Kranken im Sinn der Krisenintervention ambulant (Einbezug von Familienangehörigen), im Krankenhaus oder in der psychiatrischen Klinik zu begleiten. Für den Therapeuten ist es wichtig, daß er die Selbstmordgefährdung dieser Kranken richtig einschätzt und ernst nimmt und daß er nötige und wirkungsvolle Maßnahmen einleitet. Diese Kranken haben aufgrund ihres Krankheitsverlaufs meistens einen erheblichen Leidensdruck und damit eine gute Motivation. Bei ihnen stellt sich aber neben der Selbstmordgefährdung ein zweites Problem ein: Sie leiden nicht selten an starken Ängsten, die von früheren therapeutischen Erfahrungen herrühren. Ein rücksichtsvolles therapeutisches Vorgehen ist hier besonders gefordert, damit sich das nötige Vertrauen und damit der Grund und Boden für eine fruchtbare Therapie heranbildet. Der Vollständigkeit halber sei hier auch noch beigefügt, daß unter meinen Patienten viele Patientinnen aus einer Magersucht eine Bulimie entwickelten, daß aber nur zwei Patientinnen den umgekehrten Weg machten.

Die Prognose

In prognostischer Hinsicht läßt sich heute noch recht wenig sagen, da dieses Krankheitsbild nicht mehr als zehn Jahre bekannt ist. Es gibt nicht sehr viele Arbeiten, die den Langzeitverlauf der Bulimia nervosa untersuchen. Wenn man diese Arbeiten durchgeht, kann man zusammenfassend Ähnliches aussagen wie bei der Magersucht: Zirka bei der Hälfte der Patientinnen wird die Krankheit geheilt, bei 30 Prozent tritt eine beachtliche Besserung ein, und bei 20 Prozent wird die Krankheit chronisch. Prognostisch wirkt es sich sicher günstig aus, wenn die Kranken möglichst früh mit einer Therapie beginnen, was aber wegen des beträchtlichen Widerstands und der Verleugnungstendenz eher selten der Fall ist. Wenn die Bulimie von anderen schweren psychiatrischen Krankheiten wie Borderline-Krankheiten und Neurosen begleitet werden, ist die Prognose schlechter. Kranke, welche eine Adipositas permagna entwickeln, an weiteren Suchtformen leiden und aus einer chaotischen Familie stammen, haben eher eine schlechte Prognose.

Zusammenfassung

Bei der Behandlung der Bulimie kann man vereinfacht eine Entzugs- und Entwöhnungsphase und eine Aufbau- und Autonomiephase unterscheiden. In Anlehnung an die Suchttherapie spricht man bei Eßsüchtigen besser von Entwöhnungs- als von Entzugsphase, da es vorteilhaft ist, den Patientinnen zu ermöglichen, mit kleinen Schritten gesundes Essen zu erlernen. Die Therapie läuft aber andererseits auf drei sich überschneidenden Ebenen ab: Auf der medizinischen Ebene müssen die doch erheblichen körperlichen Folgeerscheinungen und Komplikationen behoben werden, wobei die meisten vom Erbrechen herrühren. Die Familientherapie ist bei Eßsüchtigen schwieriger als bei Magersuchtkranken, da der persönliche und familiäre Widerstand gegen die Therapie größer ist, die Kranken meist nicht mehr zu Hause wohnen und Partnerschaften eingegangen sind, so daß eher eine Paar- als eine Familientherapie nötig ist. Bei den meisten Kranken wird eine Einzeltherapie durchgeführt. Nach Überwinden der Eßstörungen geht es darum, daß die Patientinnen mehr Selbstvertrauen gewinnen, eigenständiger werden, eine reifere Identität bekommen und ihre allzu große Anpassungstendenz aufgeben.

Indikationen für eine stationäre Therapie bei Bulimiekranken

1. Ein Aufenthalt in einem Krankenhaus ist nötig, wenn lebensbedrohliche körperliche Komplikationen aufgetreten sind (Lungenentzündung, Entzündung der Speiseröhre, Verstopfung des Magen-Darm-Kanals, Entzündung des Dickdarms, Kaliummangel u. a. m.). Es können sogar chirurgische Eingriffe nötig sein. Medizinische Abklärung und entsprechende Therapie sind immer nötig. Wenn im Krankenhaus ein gut funktionierender Beratungsdienst besteht, können auch psychiatrische Kriseninterventionen vorgenommen werden.

2. Bei Bulimiekranken können häufig schwere depressive Zustände mit Suizidgefährdung auftreten.

3. Die Bulimia nervosa ist häufig von anderen psychischen Krankheiten begleitet. Wenn eine schwere Depression oder Psychose vorliegt, ist in der Regel eine stationäre psychiatrische Behandlung angezeigt.

4. Wenn die Bulimiekranke völlig isoliert und verwahrlost ist und die Familiensituation unerträglich wurde, empfiehlt sich eine stationäre psychiatrische Behandlung.

5. Wenn bisherige Therapien fehlgeschlagen haben oder die Krankheit chronisch geworden ist, muß ebenfalls eine stationäre psychiatrische Behandlung erwogen werden.

6. Wenn die Eß-Brechanfälle so nahe aufeinander folgen, daß daraus Dämmerzustände resultieren, muß die Patientin als Notfall in eine psychiatrische Klinik eingewiesen werden.

7. Wenn die Bulimia nervosa von einer Adipositas permagna begleitet ist, ist ebenfalls ein Aufenthalt in einem Krankenhaus oder in einer psychiatrischen Klinik nötig.

Ratschläge für Bulimiekranke

1. Wenn Sie mit Ihrem Gewicht nicht zufrieden sind, ständig an Ihre Figur denken, Diäten beginnen, die Sie doch nicht durchhalten, wenn Sie regelmäßig erbrechen oder Abführmittel nehmen, nachdem Sie Heißhungeranfälle »besiegt« haben, dann leiden Sie an einer Bulimia nervosa.

2. Stehen Sie trotz Scham und Schuldgefühlen zu Ihrer Krankheit. Viele Frauen leiden darunter. Der erste Schritt zur Besserung ist immer, daß man das Problem erkennt und dazu steht.

3. Wahrscheinlich haben Sie schon verschiedentlich versucht, aus dem Eß-Brechzyklus herauszukommen. Leider mußten Sie erfahren, daß Ihnen das nicht gelingt. Sie registrieren, daß Sie so ohne fremde Hilfe nicht mehr herauskommen. Konsultieren Sie darum den Hausarzt, damit er die nötigen medizinischen Kontrollen durchführt. Suchen Sie aber auch einen Psychiater oder Psychotherapeuten auf, was Ihnen sicher nicht ganz abwegig erscheint, da Sie ja unter Ihrem Zustand schwer leiden.

4. Versuchen Sie, Ihre Selbstkontrolle zu stärken durch folgende Schritte:

- Führen Sie ein Tagebuch, in dem Sie die Eßgewohnheiten, die Eß-Brechanfälle und die begleitenden Gedanken und Gefühle festhalten.
- Nehmen Sie drei Hauptmahlzeiten und zwei Nebenmahlzeiten ein. Vermeiden Sie vor allem das Naschen zwischen den Mahlzeiten.
- Lassen Sie sich von einer Diätassistentin kompetent beraten.
- Essen Sie nie allein, sondern immer in Begleitung Ihrer Familie oder von Freunden und Freundinnen.
- Bewahren Sie nicht unnötig viele Nahrungsmittel zu Hause auf, sondern kaufen Sie immer nur soviel ein, wie Sie gerade brauchen.
- Meiden Sie außerhalb der Essenszeiten die Küche.
- Wenn Sie spüren, daß sich ein Eß-Anfall anmeldet, wenden Sie sich anderen Tätigkeiten zu: Versuchen Sie, mit Leuten in Kontakt zu treten, telefonieren Sie, treiben Sie Sport, machen Sie Spaziergänge, hören Sie Musik, nehmen Sie ein Bad oder beten Sie usw.

5. Geben Sie Ihrem Leben viel Inhalt, denken Sie über Ihr Leben nach, aber hängen Sie nicht untätig herum.

6. Meiden Sie allzuviel Hektik und Streß.

7. Versuchen Sie, unumgängliche Konflikte zu lösen und ihnen nicht aus dem Weg zu gehen.

8. Wenn Sie ständige Grübelgedanken über Ihr Gewicht, Ihre Figur plagen, versuchen Sie, diese Gedanken zu stoppen, und denken Sie an etwas Schöneres. Wiegen Sie sich nur einmal pro Woche.

9. Überfordern Sie sich nicht durch zu hohe Ziele. Sie können Ihre Krankheit nur in kleinen Schritten überwinden. Das Ganze braucht Monate bis Jahre.

Ratschläge für Eltern

1. Die Bulimia nervosa ist eine heimliche und heimtückische Krankheit. Wenn Ihre Tochter nervös ist, wenn sie jeweils lange auf der Toilette weilt, einen säuerlichen Geruch hinterläßt, wenn sie unregelmäßig ißt (mal sehr viel, dann wieder überhaupt nicht), ständig in Gedanken und Worten um ihre Figur kreist, dann könnte sie an einer Bulimia nervosa leiden.

2. Teilen Sie der Tochter Ihre Beobachtungen und die daraus zu folgernden Befürchtungen mit. Lassen Sie sich dabei nicht betören durch faule Ausreden oder Autonomie-Ansprüche u. a. m. Eine klare Konfrontation bewährt sich am ehesten und erweckt bei der Tochter Respekt.

3. Falls die Tochter eine Therapie ablehnt, können Sie sie dazu auch nicht zwingen, außer in schwer lebensbedrohlichen Zuständen. Vermeiden Sie dabei den Machtkampf. Denken Sie daran, es gibt hoffnungslose Phasen, aber selten hoffnungslose Fälle. Wenn Sie zu ihr in liebender Beziehung bleiben, können Sie Ihrer Tochter vielleicht später helfen.

4. Falls Ihre Tochter zur Therapie gehen will, hindern Sie sie nicht daran. Nehmen Sie selber daran teil, wenn das von Ihrer Tochter erlaubt und vom Therapeuten gewünscht wird.

5. Denken Sie daran, daß die Therapie lange Zeit in Anspruch nimmt. Rückschläge, Rückfälle sind eine normale Erscheinung. Werten Sie in diesem Zusammenhang die Therapie nicht ab. Sie erfolgt in der Regel in kleinen Schritten.

6. Falls eine stationäre Therapie nötig ist, unterstützen Sie auch diesen Schritt. Psychiatrische Kliniken werden zu-

nehmend zu therapeutischen Lebensgemeinschaften, sie verlieren so den Stempel des »Verrückten«. Betrachten Sie also die Einweisung in eine Klinik nicht als soziale Disqualifikation.

7. Besprechen Sie genau mit Ihrer Tochter, wo sie von Ihnen Hilfe entgegennehmen will. Drängen Sie sich nicht auf, engen Sie Ihre Tochter nicht ein, und vor allem agieren Sie bei ihr nicht eigene schwere Ängste aus.

Die Tagebuchnotizen von Ingrid

Ingrid litt jahrelang an schwerer Eß-Brechsucht. Während einer besonders schwierigen Krankheitsphase hat sie tagebuchartig ihr Erleben vor allem im Zusammenhang mit den Eßstörungen aufgeschrieben. Ein Abschnitt dieser Aufzeichnungen soll dem Leser einen Einblick ins Erleben einer bulimiekranken Frau geben.

»Dienstag, 24. November
Leere, Angst, Eifersucht, Trauer und eine riesige Lust auf Schokolade... Ein einsames Freßgelage beginnt, ohne daß sich irgendein Gefühl ändert. Nur schlechtes Gewissen und Scham kommen dazu, furchtbar...

Mittwoch, 25. November
morgens
Jetzt koste ich den Hobelkäse, den ich gestern gekauft habe. Der gluschtet mich wirklich. Ich glaube, ich muß ihn fertigessen! Ich kann nicht mehr aufhören! Ich muß ihn bis zum letzten Krümel fertigessen! Hilfe! Wie viele Kalorien habe ich wohl verschlungen? Halt! Hätte ich nur alles abgewogen! Ich will versuchen, die Kalorien ungefähr auszurechnen, und bei der nächsten Mahlzeit dieses abzuziehen...

mittags

Mein Mann ist nicht nach Hause gekommen. Was soll ich bloß am Nachmittag tun? Auch meine Mutter hat schon etwas vor. Ich werde unruhig. Alles geht so schwer vor sich, alles ist so mühsam. Ich fühle mich irgendwie total von den anderen abhängig, allein bin ich verloren. Ich spüre, daß es das Beste wäre, die Küche zu verlassen. Doch die Kinder haben Hunger ... Wie ich das doch hasse, so ›stundenlang‹ am Tisch zu sitzen! Halte dich still; iß jetzt; streitet nicht; macht vorwärts! Hilfe! Ich möchte so klein wie eine Fliege werden und davonfliegen! Der Duft des Essens steigt mir in die Nase. Ich esse und esse und esse ... Es ist furchtbar! Fragende Kinderaugen, leere Schüsseln und ein übervoller Bauch, den ich nicht mehr verbergen kann, das ist das Resultat.

Es ist nun soweit. Mein Mann hat geläutet. Ich weiß genau, was jetzt kommt. Er wird mich begrüßen und den furchtbaren Bauch an mir entdecken. Ein Blick von ihm genügt. Ich möchte sterben.

abends

Jetzt am Abend fühle ich mich noch schlecht vom Mittagessen. Trotzdem sollte ich noch etwas essen. Ich nehme einen Apfel und esse ihn im Wohnzimmer. Ich hole noch ein Weggli im Brotkasten. Ich könnte eigentlich noch mehr nehmen. Halt! Nein! Ich bleibe sitzen, sitzen und bewege mich nicht vom Fleck bis mein Mann kommt ... Er kommt, ich habe durchgestanden!

Donnerstag, 26. November

Am Nachmittag geht meine Mutter mit meiner Tochter ins Turnen. Nein, das darf doch nicht möglich sein! Ich kann's nicht verhindern. Unruhe kommt auf. Ich beginne mit Essen und kann nicht mehr aufhören. Ich komme mir so schmutzig vor. Ein normales Verhalten von mir sollte möglich sein. Nächstes Mal verlasse ich einfach das Haus und beschäftige meinen Kopf mit etwas anderem.

Freitag, 27. November

Ein neuer Tag beginnt. Das Frühstück schmeckt mir vortrefflich ... Am Mittag ist alles o. k. Ich bin zufrieden. Beim Mittagsabwasch bemerke ich, daß die Abflußrohre verstopft sind. Ich kann nicht weiter aufräumen. Ich verständige den Hausmeister, doch dieser findet den ganzen Nachmittag keinen Klempner. Das große Warten beginnt. Ich werde immer nervöser und irgendwie auch sauer dazu. Welch eine blöde Situation mit dem Waschbecken. Jetzt sollte ich auch das Abendessen zubereiten. Am liebsten würde ich die Küche abschließen und den Schlüssel ins Klo runterspülen.

Mit Kosten fängt es an, mit Fressen geht es weiter und mit Übelkeit hört's auf. Jeden Tag dieselbe Geschichte, das kotzt mich richtig an!

Samstag, 28. November
Wieder einmal heißt es, das Abendessen vorzubereiten. Wie ich das hasse, den Kindern allein das Essen zu geben. Für mich ist das ein Riesenstreß! Die drei Kleinen können so richtig an meinen Nerven zerren, bis ich unruhig und nervös werde. Dann genügt schon ein Bissen von einem ›schlechten‹, d. h. gefährlichen Nahrungsmittel – und alles ist im Eimer. Manchmal wiege ich mir meine Portion genau ab und esse sie. Doch bis die Kinder, die manchmal bis zu vierzig Minuten essen, fertig sind, ist mein eiserner Wille vielleicht schon gebrochen. Ein wenig Hörnchen, ein paar Scheiben Salami oder eine Schokomilch, Dinge, die sonst übrigbleiben, scheinen mir zu schade, um sie wegzuwerfen. Oftmals schon habe ich mir vorgenommen, keine Reste mehr fertigzuessen, und dann tue ich es auch nicht. Andere Male hingegen, wie heute, vergesse ich meine Vorsätze, dann ist es aus! Es ist, als fehlte mir etwas. Ich habe das Bedürfnis, mich zu füllen, mich voll und ganz zu spüren, doch irgendwie entferne ich mich auf diese Weise immer mehr von mir selbst. Ich fühle nur noch schmerzliche Völle, Scham, auch Zorn mir gegenüber und vor allem eine riesige Hilflosigkeit gegenüber meiner Krankheit.

Sonntag, 29. November
Eine herrlich duftende Pizza kommt auf den Tisch. Ich schneide die Pizza in Stücke und gebe jedem seine Portion. Es schmeckt mir gut, und ich esse wieder einmal viel zu schnell. Die Kinder hingegen kosten nur einen Bissen. Sie schmeckt ihnen nicht.

Wahrscheinlich ein wenig zu viele Zwiebeln drin? Ich weiß es nicht. Sie weigern sich zu essen und beginnen vom Tisch zu laufen, zu streiten. Es geht mir richtig auf den Wecker. Ich bin zornig. In wenigen Bissen verschlinge ich fast die ganze Pizza. Mit Mühe und Not kann ich eine Portion für meinen Mann retten. Das wilde Fressen beginnt, das einen furchtbaren Streß mit sich bringt.

Zehn Minuten später: Mein Mann kommt heim. Ich glaube, sein Blick ist resigniert – oder am Ende ein wenig ausdruckslos, gefühllos? Ich würde es ihm nicht verübeln.

Eine Stunde später: Ich verlasse erschöpft die Toilette, der ganze Spuk ist vorbei. Ich fühle mich elend und enttäuscht, schmutzig, wie eine kleine Fliege, die auf Hundekot herumkrabbelt.

Dienstag, 1. Dezember
Heute war ein strenger, aber schöner Tag. Ich habe Wäsche sortiert, gewaschen, aufgehängt, eingekauft, aufgeräumt, gekocht, Geschirr und Küche gemacht und, und, und...

Am späteren Nachmittag habe ich mit meiner Tochter einen Stadtbummel gemacht. Wir erledigten verschiedene kleine Einkäufe und bewunderten die Schaufenster. Heute wollte ich mir etwas Besonderes gönnen. Also aßen wir beide ein schönes Stück Kuchen. Es hat mir wunderbar geschmeckt! Ich bin zufrieden und glücklich. Wie kann das Leben doch schön und lebenswert sein!

Donnerstag, 3. Dezember
Etwas Neues will ich einführen: Da es diese Tage so gut mit dem Essen geklappt hat, waren die täglichen Ausgaben um einiges geringer. So konnte ich ein paar Franken beiseite legen. Dadurch fühle ich mich auch stark motiviert, an mir zu arbeiten, um nicht mehr so oft in meine Probleme zurückzufallen. Ich fühle mich auch freier, unabhängiger, irgendwie erwachsener.«

Anhang

Weiterführende Literatur zum Thema

Battegay, R.: »Die Hungerkrankheiten«. Hans Huber 1982

Bauer, B. G. und andere: »Bulimie«. Psychologie Verlags Union 1992

Bruch, H.: »Eßstörungen«. Fischer Verlag 1991

Bruch, H.: »Der Goldene Käfig«. Fischer Verlag 1986

Buhl, Ch.: »Magersucht und Eßsucht«. Hippokrates 1987

Feiereis, H.: »Diagnostik und Therapie der Magersucht und Bulimie«. Marseille Verlag 1989

Fichter, M. M.: »Magersucht und Bulimia«. Springer Verlag 1985

Fichter, M. M.: »Bulimia nervosa«. Enke Verlag 1989

Gerlinghoff, M.: »Magersüchtig«. Piper Verlag 1986

Gerlinghoff, M.: »Magersucht«. Psychologie Verlags Union 1988

Göckel, R.: »Endlich frei vom Eßzwang«. Kreuz Verlag 1992

Jacobi, C. und Paul, Th. (Hrsg.): »Bulimia und Anorexia nervosa«. Springer Verlag 1991

Kämmerer, A. und Klingenspor, B. (Hrsg.): »Bulimie«. Kohlhammer Verlag 1989

Klessmann, E. und H.-A.: »Heiliges Fasten und heilloses Fressen«. Hans Huber Verlag 1988

Lawrence, M.: »Ich stimme nicht«. Rowohlt Verlag 1986

Meermann und Vandereycken: »Therapie der Magersucht und Bulimia nervosa«. De Gruyter Verlag 1987

Minuchin, S., Rosmann, G. L., Baker, L.: »Psychosomatische Krankheiten in der Familie«. Klett 1981

Orbach, S.: »Hungerstreik«. Econ Verlag 1987

Pudel, V.: »Adipositas«. Springer Verlag 1982

Schneider-Henn, K.: »Die hungrigen Töchter«. Kösel Verlag 1988

Selvini-Palazzoli, M.: »Magersucht. Von der Behandlung einzelner zur Familientherapie«. Klett-Cotta 1986

Vandereycken, W., von Deth, R., Meermann, R.: »Hungerkünstler, Fastenwunder, Magersucht«. Biermann Verlag 1990

Vanderlinden, Norré, Vandereycken, Meermann: »Therapie der Bulimia nervosa«. Schattauer Verlag 1992

Weber, G. und Stierlin, H.: »In Liebe entzweit«. Rowohlt Verlag 1989

Register

Magersucht (Anorexia nervosa)

Eßsucht (Bulimia nervosa)

Weitere Titel aus dem humboldt-Programm